CALENDRIER
DES AMATEURS DE LA VIE
ET DE L'HUMANITÉ,

OU

AVIS SUR L'ASPHYXIATRIQUE,

LA MÉDECINE DES ASPHYXIÉS OU TRÉPASSÉS;

NOUVEL ART DE DÉMONTRER : 1°. qu'aucun trépassé n'est mort, et que le trépas est toujours suivi d'une vie obscure ou mort apparente, dite *Asphyxie*; 2°. de rappeler à la vie les trépassés qui ne sont pas frappés de mort; 3°. de caracteriser la vie et la mort par un signe général et certain, qui garantisse d'etre enseveli et enterré vivant; 4°. de préserver de tous les agens d'Asphyxie, en santé et en maladie; 5°. de ranimer les moribonds : Art qui doit mettre le complément à la médecine pratique.

Que l'art guérisse au-delà du trépas.

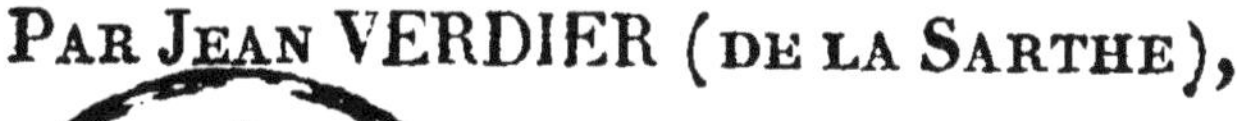

PAR JEAN VERDIER (DE LA SARTHE),
DOCTEUR EN MÉDECINE, etc.

PARIS,
Chez [illegible], rue Neuve S.-Eustache, n° 26,
et chez les Libraires nommés à la page suivante.

1816.

LIBRAIRES.

CROULLEBOIS, rue des Mathurins, n° 398.

GABON, place de l'École de Médecine.

PETIT, Libraire de LL. AA. RR. *Monsieur* et de Mgr. le duc de Berry.

LAMI, au bout du quai des Augustins, dit rue du Hurepoix.

Nota. Ce dernier tient, en outre, les autres Ouvrages de médecine, d'éducation et de littérature de Jean Verdier.

AVERTISSEMENT

SUR LES OUVRAGES ÉDITS ET INÉDITS

DE J. VERDIER, DOCTEUR-MÉDECIN, etc.

Ayant passé la vie la plus laborieuse à étudier, à observer, à analyser et à écrire sur la médecine, l'éducation, l'économie et la littérature, j'ai composé un très-grand nombre d'ouvrages, dont les uns sont imprimés en tout ou en partie, et d'autres peuvent être mis sous presse : mais mes malheurs m'ayant jeté dans l'impuissance d'achever de remplir par moi-même la tâche que je me suis imposée pour le bonheur public, j'ai cru pouvoir en donner une notice, pour supplier le Gouvernement français de me satisfaire de ce qu'il convient me devoir, et de protéger l'impression et la publication de mes ouvrages; pour inviter les souverains, les princes et les gens riches philantropes, à venir à mon secours par des souscriptions; et pour engager les sociétés littéraires et les savans, à m'éclairer de leurs critiques, de leurs vues, de leurs conseils et de leurs lumières. Je vais les distribuer sous les classes suivantes :

I. *Ouvrages imprimés et non publiés.*

Des circonstances malheureuses m'ont empêché de publier les ouvrages suivans, qui sont imprimés, et que je distribuais par parties à mes élèves :

1°. RUDIMENS *de la petite Grammaire française*, « tirés de la physiologie de la voix et de la parole, et du bon usage suivi dans la langue française ; contenant les élémens et la pratique de la prosodie ou prononciation ; avec l'intonation musicale et prosodique ; de la lecture, de l'orthographe ; du geste grammatical, et de la déclamation ; appliqués principalement au *poëme du Geste*, de SANLECQUE, avec les usages de ces arts » : *seconde édition.*

Au moyen de cette théorie pratique toute neuve, on faisait, avec la plus grande facilité et en peu de temps, lire et déclamer en public tous nos élèves, avec une régularité et des agrémens qui faisaient l'admiration des auditeurs spectateurs.

2°. TABLEAU *analytique de la Grammaire générale, appliquée aux langues savantes;* dans lequel on en démontre les effets et les usages ; et la nécessité de la simplifier, de la compléter, et de la réformer par l'observation, l'analyse et la synthèse. *Étendons l'art, mais abrégeons l'étude.* »

3°. L'ART *d'enseigner et d'étudier les langues française et latine, ensemble ou séparément, par l'analyse et la synthèse, facilement, promptement et parfaitement, au moyen de leurs grammaires du mot, de la phrase et du discours grammatical; de toutes les opérations grammaticales, et d'un système usuel analytique et synthétique de leurs mots.*

Ces deux ouvrages contiennent en abrégé les

principes et les méthodes répandus dans tous les ouvrages grammaticaux de l'auteur. M. Dodoucet s'était chargé de les imprimer, dans le temps du procès de Moreau. Imprimant alors une feuille en faveur de ce célèbre général, il fut saisi; ses presses furent rompues; il fut mis à Bicêtre, ensuite exilé à Lille en Flandre, et il disparut: mais l'édition m'est restée.

4°. *L'Art poétique d'*Horace, *corrigé dans cent vingt endroits du texte;* avec une nouvelle traduction, des analyses grammaticales, logiques et poétiques, et des critiques de la plupart des éditions; pour servir d'introduction à l'étude de la poésie, à l'intelligence des auteurs les plus difficiles; et à l'art de corriger les textes anciens.

Cet ouvrage, dont l'étude a fait admirer nos élèves, était du nombre de ceux dont la tyrannie de Buffon avait arrêté l'impression; mais le bon Pougens l'a achevée, en se payant par des exemplaires de l'ouvrage, qu'il a envoyés en Russie : et mes compatriotes en sont encore privés.

5°. Vocabulaire *français-latin, élémentaire et portatif des mots d'un usage général.: Savoir une langue, c'est en entendre les mots.*

J'avais composé cet ouvrage, pour familiariser les étudians avec l'usage de la langue latine, pour faciliter la recherche des mots, en composant et en parlant, et même pour apprendre promptement les mots d'un usage général.

8°. Calendrier général.

Cet ouvrage donne des élémens de l'histoire,

dans les analyses des jours, heures, semaines, années, sémestres, saisons, mois, cycles, périodes, ères et époques, usités chez les différens peuples; et dans des tables, des problèmes, etc.

7°. Cours d'éducation *physique, morale, religieuse et littéraire: mens sana in corpore sano.*

L'exécution de l'art, des méthodes et des plans exposés dans cet ouvrage, ont eu de si grands succès dans la *maison de santé et d'éducation* de l'auteur, qu'ils ont acharné l'envie contre lui; ses jaloux lui ont fait, au parlement, un procès qu'il a gagné honorablement; mais qui lui a coûté 4,000 liv. en frais et faux frais.

8°. Mémoire *historique civil et politique*, « sur les fonctions et les droits respectifs des trois classes d'instituteurs de la jeunesse, établis en France pour les trois ordres de l'état, avec les preuves des plans d'éducation proposés, exécutés et perfectionnés par l'auteur ».

Cet ouvrage ne paraît plus avoir que le mérite historique de l'éducation française; mais il a encore celui de présenter des motifs de la réforme des abus sur l'éducation et l'enseignement, qui vont toujours en se multipliant.

9°. Pièces imprimées in-4°. et in-8°., dans le procès intenté par le sieur Buffon à l'auteur, qui l'a gagné complétement, mais dont il n'a pu encore faire exécuter les jugemens.

10°. *La cranomancie du docteur Gall anéantie au moyen de l'anatomie et de la physiologie de l'ame.*

Cet ouvrage a été imprimé par M. Patris et lui appartient.

11°. *Plan d'orthantropie; nouvel art de traiter les difformités organiques, par des exercices appropriés et de nouvelles machines élastiques et mobiles*; et particulièrement les descentes, les bosses ou le *rachitis*; les renversemens., les courbures et les soudures des membres; les chutes et les rétractions d'organes, etc.

12°. Introduction *à la connaissance des plantes.*

La dernière édition de cette dissertation se trouve dans l'*Almanach du bon jardinier de l'an 9 de la république.*

13°. Abrégé *chronologique de l'histoire de France*, en odes, sur des airs connus, avec des explications, par M. Fortier, qui me l'a donné en mourant: j'en ai encore quelques exemplaires.

II. *Ouvrages dont les impressions sont à compléter.*

Ce sont ceux dont la tyrannie de Buffon a arrêté les impressions, et qui me restent en feuilles; les principaux sont :

1°. Mes Rudimens *analytiques et synthétiques de la langue française*, auxquels il ne manque que quelques feuilles.

2°. Mes *Rudimens analytiques et synthétiques de la langue latine*, dont l'impression étoit très-avancée.

3°. Système *de la langue latine*, pour en rétablir l'usage particulier, par la double traduction.

4°. Poême séculaire d'Horace, « augmenté d'une strophe, corrigé d'après le texte, traduit en français, et comparé dans une de ses odes, avec le sublime *cantique de Moïse*, sur le passage de la mer Rouge, aussi traduit sur le texte hébreu. »

J'ai conservé ce poëme dans l'ordre où le père Sanadon l'a fait imprimer, et que Philidor a suivi en le mettant en musique et le faisant chanter à Paris et à Londres; mais l'analyse m'a fait découvrir qu'il étoit divisé en trois parties; dans chacune desquelles un coryphée et deux chœurs de garçons et de filles demandaient aux dieux tutélaires de Rome, les biens littéraires, naturels ou physiques, et moraux ou politiques; pour les Romains.

Je m'étais proposé de faire imprimer ce petit ouvrage, avec des analyses semblables à celles que j'ai mises à mon édition de l'*art poétique d'Horace :* j'en avais du docteur Lourdet, censeur royal, une approbation flatteuse; mais de mes ennemis le dénoncèrent au procureur général du parlement. M. Delville, recteur de l'université, a fait, au magistrat, une réponse, dans laquelle il faisait l'éloge de cet ouvrage et de ma doctrine.

III. *Ouvrages dont les éditions sont épuisées et qui en demanderaient de nouvelles.*

1°. *La jurisprudence de la médecine en France*, en cinq volumes; savoir : un *essai* sur cette jurisprudence; *la jurisprudence générale de la médecine, la jurisprudence particulière de la chirurgie.* L'impossibilité que les parlemens mettoient à l'exécution de ces lois médico-légales, m'empêchèrent de donner la jurisprudence particulière de la médecine et de la pharmacie.

Cet ouvrage ne paraît plus qu'historique; mais il pourrait inspirer des vues pour la formation et le perfectionnement de la police des trois corps de médecine, dont on ne peut trouver les motifs et les principes, que dans les anciennes lois royales.

2°. L'Art *de discourir grammaticalement*, ou *Grammaire générale du discours purement grammatical;* c'est-à-dire, qui n'exprime que les pensées telles qu'elles sont dans l'entendement, abstraction faite des propriétés que lui donnent la logique et la rhétorique. »

Cet ouvrage, dont l'objet est nécessaire, est neuf, original et unique dans son genre; vu que les grammairiens de toutes les langues ne se sont jamais occupés que des phrases; qui, isolées, ne présentent que des mots et des sons, *sunt verba et voces prœtereà que nihil.*

3o. Mémoires *et observations sur la perfectibilité de l'homme par les agens physiques et moraux,* en six recueils in-12, faisant deux volumes.

4o. Journal *de médecine populaire, d'éducation et d'économie*, en huit recueils in-8o., formant deux volumes. *Voulez-vous être sain? Sachez et veuillez l'être.*

IV. *Munuscrits à imprimer.*

Outre les ouvrages dont j'ai proposé des souscriptions, je désirerais encore faire imprimer les suivans :

1°. Tableau *des malheurs de la France, qui ont été le résultat du martyre de Louis XVI et de sa famille*, depuis 1787 jusqu'à 1814.

Ce tableau contient l'histoire de la détention de l'auguste famille au temple : et il n'y a personne qui la puisse décrire comme moi, parce que j'ai été près de trois mois auprès de LL. MM., pour pourvoir à leurs besoins; que je les voyais journellement; et que les autres municipaux n'en approchaient que successivement et passagèrement pendant deux jours ou quelques momens.

2°. Tableau *historique des Capétiens*, « où il est démontré que Hugues Capet a ouvert une route de bonheur public; et que tous ses successeurs l'ont suivie sans interruption ; sans excepter même ceux que l'histoire représente comme de mauvais rois ».

3°. *Les Aphorismes d'Hippocrate*, avec de nouvelles traductions latine et française, des analyses grammaticale et logique, et un commentaire médical.

J'ai fait, sur cet ouvrage divin, le même travail que sur l'*Art poétique d'Horace;* et j'en ai obtenu les mêmes résultats; qui démontrent dans les éditions du texte, une quantité innombrable de fautes; et dans les traductions, de contre-sens, au moyen desquels on peut tuer des malades, au nom d'Hippocrate mal entendu.

4o. TABLEAUX *analytiques et synthétiques de l'entendement et de l'esprit humains.*

Ils consistent, 1o. en extraits généraux du *Traité des sensations de Condillac*, et de l'*Essai sur les facultés de l'âme, de Ch. Bonnet*; 2o. en critiques de ces deux ouvrages, qui relèvent et réfutent leurs erreurs, 3o. en analyses qui remplissent les vides que ces deux auteurs y ont laissés; 4o. en une *introduction physiologique* à l'étude de l'homme moral.

V. *Pièces manuscrites et imprimées à céder à ceux qui pourraient et voudraient en faire usage.*

1o. Un travail imparfait sur l'enseignement et l'étude de la musique vocale, au moyen du monocorde et du chronomètre, sans ou avec un maître;

2o. Des discours, poëmes, chants et ballets gymnastiques, etc., sur l'éducation;

3o. Un grand nombre de morceaux historiques et critiques, sur la *géographie* et la *géologie* de chaque siècle;

4o. Un très-grand nombre de pièces imprimées et manuscrites, sur la *jurisprudence de la médecine*, recueillies par moi, ou qui m'ont été envoyées par les anciens corps de médecine;

5o. Des morceaux de l'éloquent et célèbre abbé Yvon, sur l'*Histoire ecclésiastique.*

Les ouvrages que je cite ici sont tous originaux et n'ont que le bien public pour objet. Ils ont été faits d'après l'observation et l'analyse, sans système ni compilation. Ils sont écrits dans le style analytique et logique, sans mouvemens oratoires; comme mon *Asphyxiatrique* et mes ouvrages imprimés.

CALENDRIER
DES AMATEURS DE LA VIE
ET DE L'HUMANITÉ;

OU

AVIS SUR L'ASPHYXIATRIQUE,

LA MÉDECINE DES ASPHYXIÉS OU TRÉPASSÉS.

L'ASPHYXIE, ou la mort apparente, est une maladie subite, dont chacun peut être surpris en santé, par mille agens et causes, la plupart imperceptibles; dont chacun peut être frappé en maladie, par des symptômes suffoquans ou asphyxians, avant que la première maladie, mortelle ou non, soit terminée, et par laquelle chacun doit passer après le trépas, avant d'arriver à la mort réelle. Il n'est donc point de maladie qui doive être mieux connue et plus exactement traitée, sous peine de mourir d'asphyxies curables, ou d'être inhumé vivant, même lorsqu'on est frappé de mort. Il n'est donc point, dans la médecine clinique, de théorie pratique qui aurait dû être plus étudiée, plus observée et plus perfectionnée; et c'est cependant encore la plus imparfaite et la plus vicieuse. C'est donc la partie de la médecine populaire ou domestique, la plus importante et la plus intéressante : chaque individu devrait en recevoir les connaissances élémentaires par son éducation, les étendre et les confirmer par des études réfléchies; et cependant il n'est point de science ni d'art sur lesquels on soit plus généralement ignorant, et par conséquent insouciant; sur lesquels on ait plus de préjugés morbifiques et meurtriers.

L'heureuse occasion que j'ai eue, à dix-neuf ans, de ressusciter une femme enceinte, et de l'accoucher heureusement après douze heures d'asphyxie, a attiré mon attention sur cet objet. J'ai toujours continué de l'observer et de l'étudier ; j'ai recueilli tout ce que j'ai pu trouver de vrai et d'utile sur cet art nouveau. Je crois y avoir ajouté bien des vérités nouvelles, des découvertes et des inventions nécessaires. J'aurais bien désiré en exercer la pratique ; mais toujours j'ai été arrêté par des obstacles invincibles, qui ne peuvent être surmontés que par des connaissances générales données aux citoyens de toutes les classes, et par la prévoyance et la surveillance des gouvernemens.

Pour contribuer, autant qu'il est en moi, à l'établissement du premier moyen, j'ai composé deux ouvrages : l'un, élémentaire, espèce de *Catéchisme médical,* pour tous les citoyens des deux sexes et de tous les âges de raison, qui contienne les principes et les procédés généraux les plus nécessaires, qui soient à la portée de tous les esprits, et exécutables par les personnes d'une intelligence commune. J'ai réservé les théories scientifiques, et les procédés savans, dans un traité complet pour tous les gens de l'art de guérir.

J'ai cru devoir présenter le premier sous le double titre de *Calendrier* et d'*Avis;* d'*Avis,* parce qu'en effet, tous les préceptes de l'asphyxiatrique, sont des avis qu'on doit adresser sans cesse à tous les citoyens individuellement pris ; de *Calendrier,* parce que ces avis sont relatifs à tous les temps passés, présens et futurs ; à toutes les saisons et les mois de l'année, et à toutes les périodes de la vie de l'homme ; et parce que ces avis doivent être renouvelés généralement au moins chaque année, et même au commencement de chaque saison ; et confirmés et perfectionnés par des observations que la nature offre sans cesse au public, surtout aux gens de l'art. J'ai rédigé succinctement cet ouvrage, afin que ceux qui ne voudraient pas le consigner dans leur mémoire, puissent au moins le porter dans leur poche, pour s'en servir au besoin.

Des asphyxiologistes ont écrit que les moyens de rappel à la vie ne doivent être fondés que sur l'expérience, sans théorie ; mais si l'on ne connaît pas le mal qui produit la maladie, ses causes et ses effets, on ne peut faire le bien que par hasard, et souvent on fait le mal. J'ai donc cru devoir fonder ces avis sur une théorie générale, certaine et lumineuse, qui soit à la portée de tout esprit attentif et réfléchi ; et qui soit une introduction pour ceux qui voudront pénétrer davantage dans les mystères de la nature et de ce nouvel art.

Amateurs de votre vie, de celle de vos parens et amis, de celle de tous vos semblables, avec lesquels des circonstances peuvent vous mettre en relation, recevez et gravez dans votre entendement ce livret, léger par sa masse, pesant par sa matière, intéressant par son objet et ses buts, précieux par les vérités et les procédés qu'il a recueillis, et par ceux qu'il leur ajoute. C'est l'ouvrage le plus important qui ait encore été fait dans les médecines clinique et populaire : les fautes que vous pouvez faire contre l'art qu'il esquisse, peuvent être punies de la mort, et, ce qui est bien plus que la mort, du plus horrible des supplices, celui d'être inhumé vivant.

Il est conçu en paragraphes, qui, en se succédant, découlent les uns des autres, et dont chacun demande la plus forte attention et les plus solides réflexions, pour se conduire avec sécurité dans la carrière centenaire de la vie humaine, bien périlleuse à chaque pas qu'on y fait.

§ Ier.

De la vie et de la mort de l'homme.

La vie de l'homme est l'union d'une âme raisonnable avec un corps organisé. L'âme est cette substance immatérielle qui sent et qui pense, au moyen de l'évidence inhérente en elle; qui veut et qui agit librement, au moyen de la volontariété et de l'activité qui lui sont pareillement propres. Le corps humain n'est que mobile et moteur; mais ce n'est que d'après des mouvemens de ses parties ou organes, que l'âme peut sentir, penser, vouloir et agir sur son corps, et par lui sur les corps extérieurs, en suivant les lois du commerce réciproque de ces deux substances, établi dans la nature humaine.

La durée de la vie humaine se partage immédiatement en deux grandes époques d'une égale durée, celle des années croissantes et celle des années décroissantes. Elle se subdivise en quatre âges pareillement d'une durée à peu près égale. Le premier est celui de la croissance, comprenant la vie du fœtus, la première et la seconde enfances, la puérilité ou première adolescence, la puberté ou seconde adolescence, et la première jeunesse ou troisième adolescence. Le second âge est la première maturité ou croissante, la seconde jeunesse. Le troisième est la seconde maturité, la maturité décroissante. Le quatrième et dernier âge est la vieillesse, divisée en verte, moyenne et caduque.

La durée naturelle de la vie humaine est d'un siècle au moins, pour l'homme né bien constitué et sain, bien élevé, instruit et sage : mais on l'abrège généralement, en abrégeant chaque âge; ou en en coupant le fil par des morts précoces, occasionnées par des maux et maladies, qu'on reçoit par des accidens, ou qu'on se donne par un régime contre nature, par des goûts, des passions et des habitudes dépravées, ou par ignorance de l'art de vivre.

La médecine populaire ou domestique, est la science et l'art de la longévité. On ne l'a pas encore bien décrite; on ne l'enseigne point dans l'éducation et l'économie physiques : on y supplée par des préjugés et des routines morbifiques et meurtrières. Est-il donc étonnant que si peu de personnes atteignent le but planté par la nature ?

La vie est donnée à l'homme par la génération; elle s'entretient par l'exercice continuel de fonctions vitales, purement mécaniques; et l'on en jouit par l'exercice des fonctions morales, intellectuelles et spirituelles; et les unes et les autres, au moyen d'agens vitaux, matériels et spirituels.

Les principales fonctions vitales sont : l'introduction des substances nourricières dans le canal alimentaire, et le mouvement de celui-ci, dit *vermiculaire* et *péristaltique*, depuis la bouche jusqu'au fondement; la digestion des alimens, l'absorption du chyle des intestins par les vaisseaux chyleux, et son charroi dans les glandes du mésentère, vulgairement la *fraise*; l'absorption de la lymphe de toutes les parties du corps, et l'inhalation des fluides, et même des molécules solides très-ténues, qui touchent la surface de la peau, par les vaisseaux absorbans ou lymphatiques, qui les portent dans les glandes du mésentère ; la formation du lait dans ces glandes, par le mélange et la fermentation du chyle et de la lymphe absorbée ; le cours du lait dans le sang, par les vaisseaux lactés ; la circulation du sang dans toutes les parties, au moyen des artères et des veines ; la respiration, par laquelle l'air atmosphérique entre dans les poumons, son air vital est introduit dans le sang, et son air meurtrier en est chassé; la sanguification; les sécrétions de toutes les humeurs; les excrétions de celles qui sont devenues étrangères et nuisibles, et leur expulsion au-dehors par les transpirations pulmonaire et cutanée, les urines et autres émonctoires; enfin, l'action du cerveau sur le genre nerveux et sur les esprits animaux, et par lui sur toutes les parties; ce qui y produit les sentimens, les mouvemens volontaires et des mouvemens convulsifs.

Les fonctions intellectuelles sont, principalement, les mouvemens volontaires, les sentimens et les pensées; la voix, les gestes ou actions sur les organes, les passions et leurs mouvemens: les spirituelles sont toutes les actions de l'âme ou de l'esprit sur l'entendement, et par lui, sur tous les organes, par l'attention et la réflexion.

La vie de l'âme et du corps ou l'exercice des fonctions, dépend des jeux des facultés vitales opérés par les agens vitaux. On ne les a pas encore bien décrites ; on peut les rapporter aux fermentations des alimens, du sang, et de toutes les humeurs; au ton de toutes les fibres et des molécules gélatineuses du sang et des humeurs ; à la contractilité ou irritabilité des muscles et des organes musculaires, à la sensibilité du genre nerveux; à sa puissance d'irriter les muscles, au moyen de ses esprits animaux ; et à la chaleur intérieure du corps, qui excède celle de l'atmosphère, et qu'on évalue à trente-deux degrés au thermomètre de Réaumur.

On doit distinguer trois sortes de vies, ou de manières apparentes de vivre : la vie manifeste et complète, dans laquelle les fonctions vitales et morales sont en exercice pendant la veille chez l'homme sain ; l'autre, manifeste et incomplète, où les fonctions vitales s'exercent seules, comme chez le fœtus, dans le sommeil et dans des maladies ; et la vie obscure ou insensible, où les fonctions vitales ne s'exercent que d'une manière imperceptible, comme dans la syncope et l'asphyxie ou mort apparente.

La mort est la séparation de l'âme et du corps; ce qui arrive lorsque les fonctions vitales n'ont plus lieu, par l'abolition des facultés vitales. Alors, le corps tombe en putréfaction, et l'âme immortelle finit son mode de vie terrestre et temporelle, pour en commencer une autre subséquente et conséquente à celle-ci, qu'elle reçoit de son créateur, le père du genre humain, qui lui a donné la première. La personnalité de l'homme ne consiste que dans son âme. Son corps, qui perd et se répare continuellement, et se renouvelle entièrement bien des fois pendant la vie, n'est qu'un atelier muni des instrumens ou organes, au moyen desquels elle exerce toutes ses fonctions. La mort ne l'en prive pas plus, qu'un incendie d'un atelier ne prive de ses talens, l'artiste ou l'ouvrier qui en est propriétaire : et le matérialisme, le plus désespérant des systèmes, est aussi le plus faux et le plus absurde.

§ II.

De l'Asphyxie, ou mort apparente.

L'asphyxie, ou la mort apparente, est cet état de l'homme où il paraît sans sentiment et sans mouvement, sans respiration et sans pouls, et où il ressemble à un mort; dans lequel pourtant la vie obscure subsiste par l'exercice faible, secret, imperceptible des fonctions vitales; quelquefois même avec l'exercice du sens intérieur et de quelques autres sens qui ne se manifestent pas au dehors, comme chez tous les asphyxiés ou trépassés.

Les mots *trépassé* et *mort*, vulgairement usités comme synonymes, ont toujours été pris l'un pour l'autre : mais c'est une des erreurs générales les plus funestes au genre humain, dont la médecine doit le désabuser.

Aucun trépassé n'est mort : la vie insensible subsiste toujours chez lui, jusqu'à la mort réelle, plus ou moins long-temps, quelquefois plus de sept jours; et un grand nombre de trépassés sont susceptibles d'être rappelés à la vie, lorsqu'ils ne sont pas frappés de mort. Le principe est sans exception, même des guillotinés, dont le tronc et la tête donnent séparément des signes de vie pendant quelque temps. On peut s'en convaincre en décapitant promptement un oiseau vigoureux : on le verra battre des ailes, marcher et faire quelques mouvemens dans les parties mobiles de sa tête. Il est démontré, par les lois et les opérations de la nature, qui procède toujours graduellement et lentement; par des monumens qui se trouvent dans les cadavres, des efforts que la nature a faits pendant l'asphyxie, pour ranimer le trépassé; par une infinité de résurrections spontanées et artificielles, dont l'histoire de tous les peuples et de tous les temps nous a transmis des récits.

Tous les siècles écoulés nous présentent des milliers d'observations de prétendus morts ressuscités spontanément dans leurs lits, leurs suaires, leurs cercueils, leurs tombeaux, leurs bûchers; d'autres ressuscités sous les couteaux d'anatomistes; d'autres, reconnus pour avoir été enterrés vivans; d'autres enfin, ressuscités par les secours qu'on leur a donnés.

Cependant, le public aveugle et insouciant, si difficile à dissuader de ses erreurs, de ses préjugés et de ses usages funestes, continue journellement et partout, à livrer à la terre, sans scrupule comme sans examen, des trépassés encore pleins de vie. De combien de millions de victimes la précipitation des inhumations nous cache leur horrible sort! on ne voit point leurs tourmens, on n'entend pas les cris de leur désespoir pendant qu'on partage leurs dépouilles. O vous qui lancez froidement ces anathèmes épouvantables de l'ignorance et de l'insouciance, songez que le même sort vous attend, si vous n'apprenez à vous en précautionner.

Dans tous les temps aussi, des hommes instruits, sensibles et zélés, ont cherché à distinguer les signes d'une mort réelle d'avec ceux d'une mort douteuse, et ont proposé des moyens de ranimer les asphyxiés ou trépassés : de leurs observations et de leurs réflexions, est né le grand art de l'asphyxiatrique : et quel art plus important et plus nécessaire? Tâchons d'en indiquer les mystères et les oracles avec les médecins, les philosophes, et les hommes pieux vraiment amateurs de l'humanité.

§ III.

Notice historique de l'Asphyxiatrique.

Pour reconnaître les sources où l'on peut puiser les connaissances et les procédés de l'asphyxiatrique, il faut commencer à s'instruire, par l'histoire des observations faites sur les asphyxies et leurs causes, des résurrections naturelles et artificielles, des moyens préservatifs et curatifs de cette terrible maladie; des lois et des usages des peuples sur la garde des morts ou trépassés, des épreuves de la mort, des sépultures, enfin des écrivains qui se sont occupés de ces différens objets, dans les temps originaires et fabuleux, dans les temps historiques anciens, dans ceux du moyen âge, enfin dans les temps modernes.

Dans les temps fabuleux ou mythologiques, qui se sont étendus jusqu'à l'établissement des olympiades chez les Grecs, l'an 776 avant l'ère vulgaire, l'ignorance innée chez les hommes leur fit regarder le trépas comme le signe et le commencement de la mort: cependant, ces temps mêmes sont féconds en récits de résurrections; les fables des païens en contiennent un grand nombre: celle d'Osiris et d'Isis, la première, rapporte qu'Isis ressuscita son fils Horus qui s'était noyé. La tradition attribue l'épreuve de la mort par un fer brûlant à Thot, égyptien, le Taaut des Phéniciens, l'Hermès des Grecs, le Mercure des Latins, le Theut ou Theutatès des Celtes ou anciens occidentaux, nos ancêtres: cet Hermès l'inventeur de l'écriture, le secrétaire d'Osiris et d'Isis, le premier écrivain sur les arts de première nécessité. Chez les Hébreux, des prophètes ont ressuscité des trépassés en leur soufflant dans la bouche; et ceux qui ont renouvelé cet usage luì ont donné le titre de *méthode des prophètes :* mais comme dans ces premiers temps on attribuait tout aux actions immédiates des dieux ou d'ûne divinité suprême, on regarda toutes les résurrections comme merveilleuses ou miraculeuses, ainsi que les morts et même les maladies et leurs guérisons. De là bien d'autres préjugés qui se sont perpétués de siècle en siècle.

Les Olympiades ayant fait lever le soleil de l'histoire, commencèrent les temps historiques anciens qui se sont étendus jusqu'à la proclamation de la religion de Mahomet, l'an 622 de l'ère vulgaire. La philosophie, enfantée dans le sixième siècle avant l'ère vulgaire, par les sages ou philosophes de la Grèce, et la médecine dogmatique fondée sur l'expérience et la raison, dans le cinquième, par Hippocrate et les médecins hippocratiques, on rechercha les causes immédiates des événemens naturels : on reconnut que les trépas et les résurrections étaient dus à la nature, comme les maladies, leurs guérisons et les morts. Dès lors on chercha à l'imiter pour les résurrections comme pour les cures; on commença même à en composer des traités.

Les Grecs ont attribué l'invention de cet art à Empédocles, philosophe de Sicile, disciple de Pythagore, qui, au commencement du cinquième siècle, ressuscita une femme hystérique regardée comme morte pendant sept jours; et composa un ouvrage pour prouver qu'on peut demeurer dans cet état pendant un mois; et qu'on peut ressusciter des trépassés.

Les Romains, dont l'histoire commence à la fondation de Rome, l'an 752 avant l'ère vulgaire, aussi superstitieux qu'ignorans, ont pourtant été le peuple de l'antiquité qui a pris le plus de soin et de précautions envers les trépassés. Par une loi royale, il fut ordonné que lorsqu'une femme mourrait enceinte, on retirerait de son sein son enfant pour l'élever; on donna le surnom de César à ceux qui naissaient par cette voie, et le titre d'opération *césarienne* à cette section. Les Romains avaient observé que les émanations cadavéreuses donnaient la mort apparente ou réelle; et par une des lois des douze tables, il fut ordonné qu'on n'inhumerait ni ne brûlerait les corps dans l'enceinte des villes : ils n'inhumèrent ou ne brûlèrent leurs morts qu'après sept jours de garde; et pendant ce temps, des officiers publics nommés *libitinaires* les visitaient et les observaient pour reconnaître les signes de vie et de mort. Ils faisaient sur eux des épreuves de vie et de mort qui étaient des moyens de résurrection. On portait les corps à visage découvert au tombeau et au bûcher, afin que le public même fût témoin de leur vraie mort; et malgré toutes leurs précautions, Pline et d'autres anciens écrivains latins font mention de résurrections arrivées après cet espace de temps de garde, qui paraît actuellement si long à l'impatience.

Les six premiers siècles de l'ère vulgaire furent aussi les premiers du christianisme. Les premiers chrétiens substituèrent aux sages usages des Romains, les abus des juifs, sur les ensevelissemens et les inhumations. Saint Pierre ayant fait inhumer un homme et une femme aussitôt après leur mort subite, à son exemple ils précipitèrent les inhumations; et on leur a reproché d'avoir donné occasion aux enterremens de trépassés vivans. Lorsqu'au commencement du quatrième siècle, Constantin eut réuni l'autel des chrétiens au trône impérial, on inhuma dans des cimetières tenant aux églises, et dans les églises mêmes; et les villes devinrent des cloaques qui répandirent les asphyxies et les fièvres putrides, asphyxiantes et mortelles. Les premiers écrivains ecclésiastiques font mention de bien des résurrections arrivées dans tous ces temps ; mais on les regarda toutes comme des miracles, et l'on ne pensa pas à en opérer de naturelles.

Le moyen âge, qui s'étend jusqu'à l'invention de l'imprimerie, au milieu du quinzième siècle, et qui s'est signalé par une ignorance et une barbarie générales, interrompit les recherches philosophiques médicinales et asphyxiatriques ; fit oublier les anciennes connaissances et renouvela les antiques préjugés sur les maladies, les morts et les résurrections. On regarda toutes celles-ci comme miraculeuses : les histoires et les légendes en citent un grand nombre. On multiplia de bien des manières les causes d'asphyxie et de mort, et l'on s'empressa d'ensevelir et d'inhumer les trépassés, sans examen : on multiplia les foyers de putréfaction dans les villes et les villages ; et sans les ouvrages de quelques philosophes et médecins arabes, l'éclipse de la médecine et de l'asphyxiatrique, de toutes les sciences et de tous les arts, aurait peut-être été totale.

Mais l'usage de l'imprimerie, établi sur la fin du quinzième siècle, ayant ressuscité l'ancienne philosophie et l'ancienne médecine, un grand nombre de citoyens instruits, médecins et philosophes, n'ont pas cessé de travailler à ouvrir les yeux sur l'incertitude des signes de la mort : sur les causes innombrables, évidentes ou cachées, des asphyxies et des morts subites ; sur le rappel des asphyxiés à la vie ; sur les abus régnans à l'égard des trépassés, et sur les sépultures et inhumations précipitées : l'asphyxiatrique est devenue un des grands objets des recherches de la république des lettres.

§ IV.

Grands progrès de l'Asphyxiatrique sous Louis XV et Louis XVI, depuis 1740.

Louis XV, roi de France en 1715, et devenu majeur, a été un des souverains qui ont le plus contribué à établir des moyens de salubrité et de santé publique. Il a procuré à la chirurgie française des progrès qui l'ont mise au-dessus de toutes celles de l'Europe. Le premier, il a fait enseigner l'art nouveau des accouchemens, enfanté en quelque sorte par des chirurgiens français. Le premier, il a attiré les regards sur les asphyxiés, et leur a fait donner des secours, qui ont rendu la vie à bien des personnes condamnées à la mort par des préjugés, des routines et des abus meurtriers. Il a donné une forte impulsion qui a procuré de grands progrès à l'asphyxiatrique. Il a été, enfin, un des modèles les plus salutaires pour les souverains. Cette dernière révolution, si heureuse, et qui sera éternelle, date de 1740.

Dans cette année, l'illustre Winslow fit soutenir, aux écoles de médecine de Paris, une excellente thèse sur l'incertitude des signes de la mort, qui fit une grande sensation. Le savant et zélé Bruhier en donna une traduction française, avec des *additions*, en 1742 et en 1749; il lui ajouta un second volume d'observations asphyxiatriques.

En 1745, Bruhier présenta au roi un *Mémoire* pour solliciter un règlement contre les inhumations, les embaumemens et les ouvertures de cadavres précipitées. Sa majesté bienfaisante l'accueillit, et l'illustre chancelier d'Aguesseau promit le règlement; mais des hommes à préjugés ralentirent son zèle. Louis, célèbre chirurgien de Paris, toujours occupé à saisir les occasions d'augmenter sa réputation, publia, en 1752, un ouvrage sur la *Certitude des signes de la mort*, dans lequel il voulut prouver la certitude de quelques-uns très-douteux, par des argumens sophistiques. Mais Louis fit trembler par les craintes qu'il inspira sur les effets meurtriers de la putréfaction des cadavres conservés; et l'illustre chancelier craignit, en évitant un danger, d'exposer à un plus grand. Mais ce motif ne peut plus avoir lieu, depuis la découverte faite par le grand patriote et philanthrope Guiton-Morveau, d'un spécifique qui détruit toute putridité dans un clin d'œil.

Bruhier perdit ainsi l'espérance d'obtenir un règlement contre les inhumations précipitées, qui, d'ailleurs, serait insuffisant, comme nous le démontrerons; mais son ouvrage réchauffa le zèle d'écrivains sensibles, qui ont confirmé l'incertitude des signes de la mort, et ont démontré que journellement on ensevelit et on inhume partout des trépassés vivans.

Dans la même année 1740, l'illustre de Réaumur présenta au Monarque un mémoire sur les secours à donner aux noyés, pour les rappeler à la vie. Aussitôt le roi le fit afficher avec profusion à Paris et dans les principales villes du royaume, en invitant tous les citoyens à venir à leur secours; et cette affiche fut renouvelée de temps en temps par le bureau de la ville de Paris. Aussitôt on commença à ressusciter des noyés que leurs assistans se croyaient obligés, par la police, de laisser mourir; et des écrivains zélés ont démontré leur vraie cause de mort, ont inspiré les vraies indications de leur rappel à la vie; et bientôt ce nouvel art s'est étendu à la résurrection des autres espèces d'asphyxiés.

Louis XV n'avait établi l'enseignement de l'art

des accouchemens, que pour les chirurgiens et les sages-femmes qui pouvaient suivre les écoles de Paris et de Montpellier : celles des autres villes et des campagnes, aussi intrépides qu'ignorantes et superstitieuses, commettaient journellement des assassinats de mères et d'enfans. Louis XVI, en ayant été instruit, chargea, en 1777, madame du Coudray, habile sage-femme de Paris, de parcourir toutes les généralités, pour instruire les sages-femmes des campagnes et les chirurgiens : elle parcourut toute la France, et fit plus de quatre mille élèves. Depuis, le bon roi fit continuer l'enseignement nécessaire des sages-femmes des provinces, et il s'est établi des écoles particulières pour elles. Ces établissemens ont fait conserver à la patrie une infinité de mères et d'enfans que l'ignorance immolait auparavant sans pitié; et l'asphyxiatrique des mères et des enfans, jointe à l'art des accouchemens, a fait des progrès marqués. Pourrait-on citer d'établissement royal qui ait conservé autant de citoyens à la patrie et au genre humain ?

En 1744, Haguenot, célèbre docteur et professeur dans l'université de médecine de Montpellier, eut occasion de voir et d'observer des effets asphyxians et meurtriers des émanations cadavéreuses d'un caveau de sépultures d'une église de cette ville. M. Lenain, alors intendant du Languedoc, l'invita à examiner la nature et les causes de cette vapeur. Le zélé docteur s'y livra avec le plaisir d'être utile à l'humanité : il publia ses *Expériences*, et il a été le premier des modernes qui se soit élevé avec force contre l'usage d'empoisonner les églises par des sépultures. Bientôt après, la nature avertit de ce danger par des événemens encore bien plus terribles. De savans médecins, philosophes et ecclésiastiques les publièrent, et sollicitèrent l'abolition de cet usage et l'établissement des cimetières hors des villes. Louis XV donna l'exemple, en faisant établir des cimetières hors de Versailles, pour les deux paroisses de cette ville ; et Louis XVI en a fait une loi générale pour tout le royaume.

Tels ont été les premiers événemens qui ont fait creuser de nouveaux fondemens à la théorie pratique de l'asphyxiatrique.

En 1768, il se forma, à Amsterdam, une société asphyxiatrique pour venir au secours des noyés; et bientôt elle publia son histoire, ses travaux et ses succès.

En 1771, l'illustre Bignon, bibliothécaire du roi et prévôt des marchands ou maire de Paris, qui en fut frappé, projeta de faire donner par le bureau de cette ville, de semblables secours aux noyés, et même aux autres asphyxiés. Sa mort en empêcha l'exécution; mais M. de la Michodière, son successeur, s'en chargea avec zèle. Après lui, M. de Caumartin l'a suivie; et dès le mois de juin 1772, des succès nombreux et éclatans commencèrent à faire suivre cet établissement avec le zèle, le courage et l'exactitude, qui l'ont soutenu jusqu'à la révolution.

L'ardent, patriote et philanthrope Pia, pharmacien et échevin de Paris, se chargea de la direction et de l'administration de ces secours, et y présida depuis 1772 jusqu'en 1789 : il les rédigea, et réunit les remèdes et instructions nécessaires et utiles à leur administration, dans une boîte portative, devenue fameuse sous le titre de *boîte-entrepôt*, et que le bureau de la ville déposa et entretint dans tous les corps-de-garde; et il en procura aux personnes zélées de tous les lieux, qui en demandèrent. Pia a publié en huit recueils des plus intéressans, les découvertes et inventions faites sur le nouvel art, et les succès qu'il a eus sur des noyés et autres asphyxiés. On y lit, avec admiration, les récits d'environ neuf cents résurrections obtenues dans l'espace de dix-sept ans, dans la proportion de huit sur dix de ceux à qui les secours ont été administrés.

Les villes d'Amsterdam et de Paris furent bientôt devenues les modèles de pareils établissemens et de sociétés asphyxiatriques, à Londres, en 1774, et dans les principales villes de l'Europe. Ces sociétés ont publié leur histoire, leurs inventions et leurs succès, et ont compté leurs résurrections par centaines et milliers. Des écrivains philanthropes se sont joints à ces sociétaires, et ils ont répandu sur l'asphyxiatrique plus de lumières et de procédés, qu'elle n'en avait acquis auparavant; mais malheureusement la révolution française a ralenti ces progrès.

§ V.

Suspension de l'Asphyxiatrique par la révolution française, et nécessité de son rétablissement et de son perfectionnement.

La révolution française a fait tomber tout-à-coup l'établissement du bureau de la ville de Paris, avec tant d'autres institutions salutaires dues aux Bourbons, en promettant de leur en substituer de meilleures. En effet, l'assemblée constituante de 1789 envoya des députés dans les hospices de Paris, pour en reconnaître et réprimer les abus, et améliorer le sort des indigens. Ils y reconnurent qu'un grand nombre d'enfans et de jeunes gens des deux sexes, y étaient affligés de maladies de poitrine asphyxiantes et mortelles, effets des difformités de l'épine occasionées par des travaux contre nature. Ils en publièrent un long tableau fort intéressant; mais on n'y a pas remédié.

En 1791, un étranger, le comte Léopold de Berthold distribua gratuitement à l'assemblée législative, pour *le bien de l'humanité, un Projet pour prévenir les dangers très fréquens des inhumations précipitées*. Il est rempli d'excellentes réflexions ; mais on n'y a point eu égard.

Un chirurgien, membre de la convention, publia une bonne brochure sur les asphyxies; mais toutes ces vues patriotiques n'ont point produit d'effet.

Depuis, on a publié à Paris une ordonnance de police pour venir au secours des noyés et des autres asphyxiés trouvés dans les lieux publics de la ville et de ses environs. Elle est dans les principes avoués ; mais ses procédés empiriques y sont exposés d'une manière trop générale, pour ne pas dire trop vague, pour être bien exécutés par les personnes que le hasard présente au besoin. Aussi, depuis 1789, on n'a plus entendu parler de résurrections, si fréquentes sous la direction de Pia.

En 1799, j'insérai dans mon *Journal de médecine populaire*, un *Tableau de l'Asphyxie et de l'Art de ressusciter les trépassés*; j'y démontrais la nécessité d'établir en chaque lieu des visiteurs des trépassés, qui constatassent leur mort, ou plutôt leur état avant leur inhumation. Aussitôt on en nomma à Paris deux par chaque section. Je demandai une de ces places, pour faire des observations, et je fus refusé, quoique alors je fusse médecin gratuit des indigens de la section de la Fidélité. Mais ces visiteurs ont-ils la science, l'habileté et le zèle nécessaires à un asphyxiatre? Ne trouvent-ils pas de grands obstacles à leur zèle dans les préjugés et l'impatience générale des citoyens, et même dans l'intérêt des héritiers? Le gouvernement seul pourrait lever ces obstacles.

Mon zèle ne fut pas ralenti par cette défaveur. En 1807, je fis verbalement un marché avec un imprimeur-libraire, pour imprimer un *Traité d'Asphyxiatrique* de ma composition. Il en imprima le prospectus; mais il manqua à ses engagemens, et il a voulu me faire payer un prospectus qu'il me rendait inutile.

L'asphyxie a donc répandu ses fléaux sans opposition pendant la révolution, et la république et l'empire leur en ont joint du même genre d'aussi désastreux.

En 1792 les Prussiens, dans leur invasion dans les plaines de Champagne, y firent naître la fièvre putride, maladie asphyxiante et mortelle, très-contagieuse; il s'en est suivi épidémies sur épidémies putrides, sous la république, qui alluma partout des foyers de corruption et de contagion. Le conquérant dévastateur de la France et de l'Europe, les traîna et les dispersa avec ses nombreuses armées sur presque tout le sol de l'Europe; et je ne craindrai pas d'avancer que, pendant la révolution, les épidémies putrides ont sacrifié plus d'un million de victimes à l'ignorance, à l'insouciance et à l'ambition des administrateurs, des commandans de troupes, et des magistrats révolutionnaires.

Pendant que la mort ne cesse de planer avec fureur sur toutes les têtes par l'asphyxie, il devient donc nécessaire de se reporter à l'an 1789, pour rétablir l'asphyxiatrique, qui, pour lors, semblait jouer à pair et à non avec la mort : mais ce rétablissement ne suffirait pas; elle était encore dans un état imparfait et vicieux : il faut en suivre les progrès, et la conduire, s'il se peut, à sa perfection; le salut général et individuel des citoyens réclame l'un et l'autre.

En vain on attendrait ce grand bienfait des seuls maîtres de l'art les plus instruits, les plus habiles et les plus zélés; il faut que les gouvernemens leur donnent et soutiennent l'impulsion qu'ils sollicitent; qu'ils dirigent leurs travaux et qu'ils détruisent les obstacles nombreux qui s'opposent à la science et au zèle. On doit l'espérer du Monarque *désiré* qui a promis solennellement de réparer les maux de la France, et de rétablir le bonheur des Français. Il y est intéressé personnellement, comme tous les citoyens, ses enfans: il mettra la dernière main aux institutions salutaires de ses ancêtres, si ceux qui l'entourent, enflammés du bien public et de celui de sa famille, font connaître à Sa Majesté bienfaisante les fléaux de la nature et les vrais moyens d'y remédier; si elle n'est point influencée par ces pestes des cours, qui ne travaillent qu'à faire de leurs maîtres les instrumens de leur fortune. Le restaurateur et promoteur de l'asphyxiatrique sera inscrit dans les registres de l'immortalité, au premier rang des bienfaiteurs du genre humain.

§ VI.

État actuel de l'Asphyxiatrique. Vraie notion qu'elle doit donner des Asphyxies.

A la fin du dix-huitième siècle, l'asphyxiatrique n'était encore qu'entre les mains de quelques asphyxiologistes; le commun des officiers de santé la négligeaient et l'ignoraient complètement: on n'en avait encore fait que des ébauches particulières; il n'y avait point de médecins des asphyxiés, qu'on pourrait qualifier du titre d'*asphyxiâtres*, l'art lui-même n'avait pas encore de nom; et nous croyons bien le désigner par le titre d'*Asphyxiatrique*, qui signifie médecine des asphyxiés ou trépassés. Il n'était traité dans des livres qu'empiriquement, d'après des principes incertains et des expériences vagues, par des moyens bornés, impuissans, équivoques, quelquefois contradictoires; et dans leur emploi, l'on n'avait de règle que le temps; et souvent on abandonnait et on inhumait comme morts, des sujets qui présentaient encore des signes de vie.

Cependant, l'asphyxie n'est qu'une maladie, et la dernière, qui termine toutes les autres, après ou sans l'agonie : elle doit donc être décrite analytiquement, et traitée dogmatiquement par l'expérience et la raison, comme les autres maux et maladies l'ont été par les grands maîtres de l'art, théoriciens et praticiens. L'asphyxiatrique est un art nécessaire à tout praticien, qui ne doit abondonner son malade trépassé, que quand il ne trouve plus en lui aucun signe de vie, et qu'il lui reconnaît les signes certains de la mort réelle.

La théorie pratique de l'asphyxiatrique doit exposer la nature de l'asphyxie, ses différences, ses causes, ses effets ou symptômes, sa marche, ses signes, sa terminaison, ses traitemens préservatifs et curatifs, d'après des indications sûres; les moyens de les remplir; enfin, les applications de ses connaissances et de ses procédés à toutes les espèces d'asphyxie.

I. L'asphyxie est un genre de maladie caractérisée par le défaut apparent d'exercice des fonctions vitales, qu'on regarde vulgairement et faussement comme les signes de la mort; mais les fonctions vitales y continuent leur exercice d'une manière faible, lente et obscure; c'est une maladie critique qui, ralentissant les fonctions vitales, suspend les actions du vice morbifique et même meurtrier, et celles de l'agonie; et dans toutes les asphyxies la nature travaille par l'exercice insensible des fonctions vitales, avec plus ou moins d'énergie, à leur rétablissement manifeste.

II. Les asphyxies diffèrent principalement par

quatre degrés d'intensité : la *faiblesse*, dans laquelle on sent ses forces diminuer avec le pouls et la respiration ; l'*évanouissement*, dans lequel on perd la connaissance, sans perdre tout-à-fait le pouls et la respiration ; la *syncope*, dans laquelle toutes les apparences de la vie manifeste disparaissent ; et l'*asphyxie proprement dite*, qui ne diffère de la syncope que par sa continuation.

III. Les causes de l'asphyxie sont tous les agens extérieurs et intérieurs qui peuvent subitement ralentir la circulation du sang, la respiration et les autres fonctions vitales.

IV. Les effets ou symptômes de l'asphyxie sont toutes les actions intérieures du corps, qui se manifestent pendant la vie obscure à ceux qui sont instruits des opérations et des lois de la nature humaine.

V. L'asphyxie se termine par le rappel de la vie, lorsque les efforts de la nature sont assez énergiques ; ou par la mort, lorsqu'ils ne le sont pas.

VI. Sa marche est fort inégale, suivant l'état des forces du sujet : elle est très-courte, et la mort suit promptement le trépas, lorsqu'elles sont abolies ou très-affaiblies : elle dure des jours, et même des semaines, dans les sujets vigoureux, qui ne sont pas frappés de mort.

VII. Les signes de l'asphyxie sont diagnostics, commémoratifs et prognostics, suivant qu'ils en indiquent l'état et la marche, la cause et l'issue.

VIII. Les moyens asphyxiatriques sont tous les agens qui peuvent ranimer les forces et l'exercice des fonctions vitales.

IX. Le traitement des asphyxies en est le préservatif et le curatif. On le distingue en civil pour les assistans du malade, et en médicinal, pour les gens de l'art.

X. Le genre des asphyxies doit se distinguer en un grand nombre d'espèces tirées de leurs causes, des lieux qui en fournissent les agens, et des sujets qui en sont frappés.

§ VII.

Travail de la nature, pendant l'Asphyxie, pour ressusciter le trépassé.

Bien des auteurs prétendent que pendant l'asphyxie, l'exercice des fonctions vitales est au moins suspendu : mais c'est une erreur désespérante. Les quatre fonctions primordiales de la vie, non-seulement continuent leur exercice chez le trépassé, lentement et insensiblement, mais concourent ensemble à la résurrection ; savoir, la circulation du sang, la respiration, le mouvement vermiculaire du canal alimentaire, et l'action du cerveau.

La circulation du sang se fait dans tout le corps par l'action impulsive du cœur, par les forces systaltiques des vaisseaux sanguins, artères et veines, et par les réactions toniques et contractiles de tous les organes, surtout de tous les muscles.

Le cœur, le premier agent de la circulation du sang, et le premier grand ressort de la machine humaine, est le muscle le plus fort et le plus irritable ou contractile tant qu'il est chaud : même coupé, et tiré hors du corps, il se contracte et se meut lorsqu'il est irrité, ou touché par un corps quelconque, solide ou fluide ; on a même vu le cœur à demi pourri se mouvoir dans le cadavre d'un homme mort après quarante jours de maladie. Ainsi le cœur, tant qu'il contient un peu de sang dans ses cavités, en est faiblement irrité et contracté, et pousse ce fluide dans les artères : les artères, par leurs forces contractiles ou systaltiques, le poussent dans les artérioles et les muscles : celles-ci, par leurs oscillations et par les contractions des muscles, le jettent dans les veines. Les veines, par leurs actions systaltiques, le font arriver jusque dans l'oreillette et le ventricule droits du cœur, qui l'envoient aux poumons par l'artère pulmonaire : les poumons, pourvus d'action tonique, le renvoient par les veines pulmonaires dans l'oreillette et le ventricule gauches du cœur.

I. S'il s'y en accumule en quantité suffisante, le cœur et les artères reprennent leurs pouls, et le trépassé est ressuscité.

La nature présente même chez des trépassés, et dans le cadavre, des phénomènes frappans qui sont les monumens de son travail pour la résurrection.

Il est arrivé que bien des trépassés ont rendu, après une longue asphyxie, beaucoup de sang par la bouche ; ce qui n'arriverait jamais, si le cœur n'en eût envoyé aux poumons une grande quantité qui les a engorgés, et si ces viscères n'avaient encore une forte action pour l'expulser.

Dans les cadavres, on trouve ordinairement les artères vides et les veines pleines de sang. Sans cette mécanique, plus ou moins long-temps continuée, le cadavre présenterait les vaisseaux sanguins également remplis de sang, tels qu'ils l'étaient au moment du trépas.

Comme le sang doit traverser la substance de tous les muscles, on les a regardés comme des résistances à vaincre par les forces du cœur, et on les a différemment évaluées. Borelli les a évaluées à la force d'un poids de 90,000 livres. Les muscles sont au contraire auxiliaires et antagonistes du cœur ; irrités par les oscillations des capillaires sanguins, ils se contractent, et renvoient dans les veines et au cœur le sang qu'ils ont reçu des artères et du cœur, avec une force égale et quelquefois supérieure à celle du cœur. On doit en considérer la totalité comme un cœur divisé et répandu sur tous les os, pour concourir à la circulation du sang, alternativement avec le cœur de la poitrine.

II. La respiration, le balancier de la vie, comme un autre auxiliaire alternatif de la circulation, continue pareillement, au moyen de l'élévation et de l'abaissement du diaphragme, muscle plat, large et épais, qui sépare la poitrine du bas-ventre. Ce muscle, qui est l'organe primitif de la respiration, est aussi le plus fort et le plus contractile après le cœur : sans son action continuelle et alternative, les poumons s'engorgeraient du sang qui y survient, et perdraient tout leur ton et leurs forces impulsives du sang vers le cœur ; ce qui arrive souvent, il est vrai, par l'insuffisance de la respiration insensible.

III. Le mouvement vermiculaire ou péristaltique du canal alimentaire est la contraction successive de ses membranes de haut en bas, depuis le gosier jusqu'au fondement, par l'irritation successive des matières qu'il peut contenir, lequel mouvement ressemble à celui que font les vers en rampant. Sa continuation, dans l'asphyxie, est démontrée par les matières et les vents qu'on entend quelquefois dans le ventre des trépassés, et qu'ils rendent. Aussi, trouve-t-on dans les cadavres les trois gros intestins bien plus remplis que les trois grêles ; il est d'ailleurs arrivé qu'en ouvrant des trépassés, l'anatomiste, en touchant les intestins, a ranimé leur mouvement vermiculaire. Cette fonction est non-seulement auxiliaire de la respiration et de la circulation, mais encore en envoyant du liquide dans les vaisseaux chyleux, elle les entretient perméables : sans quoi, ils s'oblitéreraient par leurs forces toniques : et le ressuscité ne pourrait reprendre nourriture, et périrait d'inanition.

IV. L'action du cerveau et de tout le genre nerveux consiste dans la circulation du fluide des nerfs, dit *esprits animaux*, du centre nerveux à toutes les parties du corps, et de celles-ci à leur centre; et ces esprits vivifient toutes les parties, opèrent les sensations par leurs actions sur le centre nerveux, et opèrent les mouvemens spontanés et volontaires des membres, en irritant leurs muscles. Tant que le cerveau reçoit du sang, il en sécrète des esprits animaux, et les renvoie dans les filets des nerfs; mais lorsqu'il en reçoit peu, le genre nerveux s'engourdit; les mouvemens volontaires deviennent impuissans; mais il peut rester quelques sentimens intérieurs. Cela est démontré par les rêves et des sensations dont bien des ressuscités ont fait des récits : et lorsque le cerveau reçoit plus de sang, il sécrète plus d'esprits, ranime le genre nerveux, qui, par ses actions, contribue aussi à activer toutes les fonctions vitales.

La nature travaille donc à guérir l'asphyxie, et à ressusciter les trépassés; mais comme ses efforts sont, le plus souvent, impuissans, elle a besoin d'être aidée par le médecin, son ministre, pour remplir ses indications par des moyens plus nombreux et plus actifs que les moyens naturels et intérieurs.

Il est donc un art de reconnaître la vie obscure et le mécanisme de la résurrection; de ranimer les moribonds et les trépassés qui ne sont pas frappés de mort par la destruction d'organes vitaux; de caractériser la mort réelle, et de prévenir toutes espèces d'asphyxies en santé et en maladie. Avant d'en exposer la nature et les moyens, arrêtons-nous sur les effets qui l'ont fait naître.

§ VIII.

Démonstration générale de l'incertitude des signes de la mort.

L'incertitude des signes de la mort est démontrée, en général, d'une manière incontestable par une infinité d'observations probantes et instructives; 1°. de résurrections spontanées et artificielles dues à la surveillance et aux soins d'assistans affectionnés et attentifs de trépassés; savoir, de médecins, de chirurgiens et de pharmaciens, d'époux, d'épouses, de pères et de mères, d'enfans et d'autres parens, d'amis et d'amoureux, de voisins, de domestiques, de gardes-malades, de militaires, de curés et d'autres ecclésiastiques, de servans aux ensevelissemens et enterremens, etc.; 2°. de résurrections dues à d'heureux hasards; 3°. de trépassés inhumés ou ouverts vivans, et ressuscités dans leurs tombeaux, ou sous les couteaux d'anatomistes; 4°. de ressuscités qui, après avoir été réputés insensibles, ont rapporté des rêves qu'ils ont faits pendant leur asphyxie, ou déclaré avoir entendu distinctement ce qui se disait et se faisait autour d'eux; 5°. de l'inefficacité des preuves pharmaceutiques et chirurgicales, sur des trépassés qui sont ensuite revenus spontanément à la vie; 6°. des illusions des signes négatifs de la vie, et des signes positifs de la mort.

On regarde communément comme des signes de mort, la pâleur, la lividité et le froid extérieur de la peau, surtout de celle du visage, l'opacité des yeux, le roidissement des membres, les excrétions spontanées, surtout l'écume rendue par la bouche, etc. Mais l'incertitude de ces signes a été démontrée par un grand nombre d'observations; et même nous démontrerons que quelques-uns sont des signes de vie.

§ IX.

Signes certains de la vie obscure et de la mort réelle.

La vie obscure et la mort qui lui succède, ont leurs signes certains que l'asphyxiâtre doit connaître, pour juger de l'état d'un trépassé.

I. Les signes de la vie obscure, totale ou partielle, sont tous les phénomènes qui sont les effets des facultés vitales; savoir; 1°. un frémissement au cœur, ou dans les artères du poignet, de l'articulation du pouce avec le premier os de la main, des tempes, du cou, etc.; 2°. le plus gros volume des veines extérieures, le gonflement de celles des membres dans l'eau chaude, la sortie du sang par une saignée faite à une grosse veine; 3°. la sortie spontanée des excrétions, particulièrement des sueurs et d'une simple moiteur, des urines; et par le nez et la bouche, de la morve, de la salive, des crachats, de l'écume, etc.; 4°. la sortie des excrémens et des vents du canal alimentaire, même de lavemens; même des borborigmes ou bruits entendus dans le ventre. Ces sortes de phénomènes précédens sont vitaux, parce qu'aucune humeur ne peut se mouvoir dans le corps ni en sortir, que par les actions systaltiques et vitales de leurs vaisseaux et réservoirs.

De plus; 5°. les phénomènes d'une respiration faible ou convulsive, comme la ternissure d'une glace ou le mouvement d'un léger flocon mis devant les narines et la bouche; le remûment d'un vase plein d'eau, placé sur un côté de la poitrine, assez fort pour faire répandre du liquide; de petites toux, des soupirs, des bâillemens, l'éternument; 6°. des phénomènes du canal alimentaire, comme la déglutition de quelque liqueur introduite dans la bouche jusqu'à la gorge, des rots, des rapports, des nausées, le vomissement, etc.

De plus; 7°. des mouvemens spontanés ou excités par des piqûres dans les membres et les organes des sens; par exemple, la savouration des liqueurs spiritueuses introduites sur la langue; des mouvemens excités par le chatouillement du gosier et des narines, au moyen de quelques corps, comme les doigts, la barbe d'une plume; les mouvemens des yeux et des paupières par la lumière d'un flambeau allumé approché et mu devant ces organes; des signes de sensibilité, à de grands bruits ou des acclamations et conclamations; le ton des organes et la contractilité des muscles, lorsqu'on les irrite ou qu'on les touche fortement; et, par conséquent, le roidissement de tous les membres ou de quelques-uns. C'est l'effet de la contraction de leurs muscles irrités par les oscillations de leurs artérioles et de leurs vénules, par laquelle la nature fait effort pour faire passer le sang des premières dans les secondes, pour rétablir la circulation du sang et la vie: aussi n'a-t-il pas lieu ou seulement dans quelques parties, et faiblement, chez les personnes très-faibles, ou chez qui les forces ou facultés vitales sont presque abolies; 8°. des contusions et autres impressions qu'ont laissées sur la peau des corps qui l'ont frappée et blessée; 9°. la chaleur générale de la peau : et même des chaleurs particulières dans les régions du cœur et de l'estomac, et dans quelque partie que ce soit, sont des signes suffisans pour assurer la vie subsistante dans le trépassé, parce que ce sont des effets de l'exercice intérieur des circulations.

Enfin, 10°. les effets quelconques des remèdes et des irritations indiqués pour ranimer le trépassé, sont des signes de la vie au moins partielle.

II. Les signes de mort sont tous les phénomènes contraires à ceux de la vie ; principalement 1°. l'atonie des fibres organiques et des molécules gélatineuses du sang, qui se reconnaît par les dépressions que de fortes pressions laissent sur la peau et les chairs, comme on le voit sur les viandes ; mais on ne peut voir que l'atonie des parties extérieures, et le ton peut subsister dans les intérieures ; 2°. le défaut d'irritabilité ou de contractilité des masses musculaires, qui forme avec l'atonie la vraie flaccidité ; 3°. la coagulation du sang et sa décomposition en une espèce de sanie ; 4°. le défaut d'impression des corps extérieurs sur la peau ; 5°. le défaut d'action des remèdes sur les fonctions vitales ; 6°. l'absence de tous les signes positifs de la vie ; 7°. enfin, la putréfaction : mais il faut savoir bien distinguer l'odeur cadavéreuse des autres fétidités ; et qu'elle soit générale au corps.

III. Le trépassé, comme tout autre asphyxié, peut être encore vivant, et être frappé de mort : cas qu'il faut savoir reconnaître, pour ne point l'exposer à être inhumé vivant, et à reprendre dans le tombeau une vie courte, mais la plus affreuse. Les signes de cette mort présente ou imminente sont 1°. la destruction totale de quelque organe vital ; 2°. l'extinction des facultés vitales ou de l'esprit de vie, qui s'est annoncée par l'affaiblissement des fonctions vitales, surtout du pouls, ou par l'atonie des parties extérieures, qui ont pu produire des enflures, et par l'inactivité des remèdes; 3°. l'oblitération ou l'obstruction de la plus grande partie des vaisseaux chyleux, occasionnée par une diète trop sévère ou trop longue, qui empêche le malade de reprendre nourriture.

Ces causes de mort ne peuvent être reconnues que par les signes démonstratifs de la maladie, rapportés par le médecin ou le chirurgien qui a gouverné le malade, d'après une exacte connaissance de la théorie pratique de la médecine.

§ X.

Démonstration du signe général et certain de la vie et de la mort, tiré de la sortie et de l'inspection du sang.

La circulation du sang se fait et s'entretient continuellement par les contractions du cœur et des vaisseaux sanguins, et par les réactions des muscles et de tous les organes, au moyen de l'irritation du sang en fermentation, qui s'opère par son calorique développé par son oxygène ou air vital. Il s'ensuit que tant qu'elle continue, le sang et toutes les parties sont encore vivans; mais lorsqu'elle s'arrête, le sang en stagnation se décompose, les organes perdent leur ton et leur contractilité, et les humeurs, leur mouvement progressif et leurs facultés irritantes : le sang du trépassé doit donc présenter des signes certains de la vie subsistante, de son affaiblissement, des progrès de la mort et de la mort même, et de l'efficacité ou de l'inefficacité des moyens asphyxiatriques.

Il arrive au sang en stagnation dans ses vaisseaux, les mêmes changemens que dans le vase où l'on recoit et dépose celui qui est tiré par une saignée. D'abord il s'épaissit en coagulum par grumeaux, ensuite la sérosité s'en sépare, et bientôt le coagulum et la sérosité se décomposent, et entrent en putréfaction. Là où finit la fermentation gélatineuse de la vie, commence la fermentation putride de la mort. De cette métamorphose du sang suivent les conséquences suivantes :

1°. Si d'une veine ouverte sort un sang vermeil et naturel, la circulation est encore en activité, le sang est encore en fermentation, vivant et irritant, et les organes toniques et contractiles.

2°. Si le sang ne sort pas, on peut juger que la circulation se fait avec faiblesse et lenteur ; et si elle continue et se fortifie, le sang sort plus facilement et plus fortement quelques heures après le trépas, qu'immédiatement après.

3°. Si le sang sort partie en grumeaux, et partie en fluide rouge, il est encore vivant et irritant : on a bien des observations de trépassés ressuscités avec un tel sang.

4°. Mais si par la saignée on n'obtient qu'avec peine une sérosité rougeâtre, sanieuse, ou même transparente, le sang est mort, et sans action sur le cœur et les vaisseaux sanguins. Cet état est le commencement de putréfaction, que les auteurs donnent comme seul signe certain de la mort.

Ces différens états du sang ne désignent pas seulement l'état de vie ou de mort du trépassé, ils indiquent encore les efforts ou l'inactivité de la nature ou des fonctions vitales pour la résurrection, et les effets ou l'inaction des moyens asphyxiatriques pour le rappeler à la vie. L'inspection du sang dans les périodes successives de l'asphyxie doit donc être la boussole du médecin asphyxiâtre, comme le pouls dans la vie manifeste. Dans toutes les périodes de l'asphyxie, il peut indiquer les progrès de la résurrection ou de la mort.

Cette démonstration du signe général de vie et de mort est si évidente, si frappante et si certaine, qu'il est bien étonnant qu'on m'en ait laissé la découverte à faire.

§ XI.

Examen et rapport asphyxiatriques de l'état des trépassés.

L'examen des trépassés et le rapport sur leur état, doivent avoir pour objets de rechercher, 1°. les signes de la vie obscure, pour continuer leurs traitemens; 2. les motifs d'espérance de rappel à la vie, pour y travailler, 3°. les signes de la mort réelle ou imminente inévitable, pour déterminer le temps de l'ensevelissement et de l'inhumation.

Pour parvenir à ces conséquences si nécessaires, l'asphyxiâtre peut faire la recherche de tous les signes de vie et de mort que nous avons indiqués ; mais aussi, on pourrait perdre dans cette recherche si recommandée, un temps qui, quelquefois, peut être précieux : on peut se borner à rechercher et constater le signe général et certain de la vie et de la mort. Ce signe et cette épreuve peuvent presque équivaloir à tous les autres, si difficiles et si laborieux à trouver.

Pour les avoir, on doit saigner le trépassé aux veines les plus apparentes et les plus grosses des quatre membres et du cou, et même à l'artère temporale ; car le sang peut ne pas sortir de veines et sortir d'autres, et même se décomposer dans des vaisseaux, et demeurer vivant dans les autres.

Tout médecin et tout chirurgien qui gouvernent un malade, ne doivent point l'abandonner avant d'avoir constaté sa mort réelle par ces opérations. Tout visiteur des trépassés y est obligé par son ministère et doit la constater dans son rapport.

Tout certificat de mort qui n'est point explicatif de ces signes réels, est insignifiant et dangereux; tels sont pourtant ceux de la plupart des visiteurs des trépassés. Ce serait donc aux gouvernemens de prescrire légalement cette formalité, si personne n'en peut démontrer la fausseté, l'inutilité et l'insuffisance.

§ XII.

Traitement civil des trépassés.

On désigne sous le titre de *Traitement civil des trépassés*, les procédés des assistans à leur égard, depuis leur trépas jusqu'à leur inhumation ; et rien encore de plus barbare chez les modernes : aussitôt qu'un malade a rendu un soupir, qu'on suppose le dernier, on le revêt d'une chemise, on le place sur la paille, à l'air, quelque froid qu'il fasse ; on lui bouche toutes les issues du corps avec des étoupes, pour l'empêcher de rendre des excrétions, qui sont des signes certains de vie. Bientôt on le garrotte dans un suaire, on l'emprisonne dans un cercueil, et l'on s'empresse de le faire enterrer.

Cependant, durant ces opérations, il est certain que le trépassé est encore vivant le plus souvent, mais elles lui enlèvent les restes de la vie; et si elles n'y parviennent pas, on l'enterre plus ou moins vivant. La chaleur et les mouvemens dont on le prive, sont nécessaires à l'entretien de la vie obscure, et au rappel à la vie manifeste. Les familles et les assistans des trépassés se rendent donc les plus inhumains de tous les homicides.

J'ai même appris, avec certitude, qu'on a mis sur la paille des agonisans avant qu'ils fussent expirés; et même plus encore, que par une pitié atroce, pour épargner à des moribonds les tourmens d'une longue agonie laborieuse, on en avait mis sur le ventre, la bouche sur l'oreiller, afin d'arrêter leur respiration. On a même des exemples de gardes-malades qui en ont achevé, en leur donnant ce qu'on a nommé, *le coup de pouce.*

L'humanité réclame donc l'abolition de ces abominables abus, et une loi qui ordonne de retenir les trépassés dans leurs lits entretenus chauds, à un air tempéré, le visage découvert, dans une position libre, comme les moribonds; et qu'on les assujettisse au traitement asphyxiatrique, jusqu'à ce qu'on ait des preuves certaines de leur mort réelle.

Les rituels des évêques, les seules lois sur le temps des enterremens, prescrivent de ne les faire qu'après vingt quatre heures de la mort présumée, et après quarante-huit heures des morts subites : et à Paris, et dans bien des lieux, on y procède souvent avant ce temps, même après peu d'heures. Beaucoup d'écrivains sensibles ont tonné contre cet épouvantable abus, ont demandé et sollicité un règlement général, qui prolongeât et fixât le temps de cette cérémonie, et l'on n'y a eu aucun égard; mais il est impossible de déterminer ce temps, car il y a des corps qui se corrompent bientôt après le trépas, et qu'il faut s'empresser d'inhumer; d'autres, qui ne se corrompent qu'après un temps plus ou moins long, suivant les circonstances; quelques-uns même, qui se dessèchent plus qu'ils ne se corrompent. De plus, on a un très-grand nombre d'exemples de trépassés ressuscités après trois, quatre, cinq, six, sept jours et même au-delà, après la mort réputée.

Il n'y a donc qu'un moyen de rassurer les citoyens sur les terribles dangers qui les menacent tous individuellement; c'est de faire différer, par une loi générale et sévère, l'ensevelissement et l'inhumation des trépassés, jusqu'à la mort réelle, bien constatée par le rapport bien explicatif d'un asphyxiâtre bien instruit, et sur sa responsabilité; et qu'on leur administre le traitement asphyxiatrique, lorsque, dans son examen, on leur aura trouvé des motifs d'espérance de rappel à la vie.

Observons que la garde et le traitement des trépassés demandent, comme ceux des moribonds sans connaissance apparente, une grande discrétion devant eux, de la part de leurs assistans et de leurs officiers de santé, et des ecclésiastiques; puisqu'on a des exemples des uns et des autres, qui entendaient ce qui se disait et se passait autour d'eux. Une parole, un geste indiscrets pourraient les jeter dans un désespoir affreux et mortel. J'en pourrais même citer des exemples dont j'ai été témoin.

§ XIII.

Traitement médicinal des trépassés.

Le traitement des asphyxies est préservatif et curatif ; l'un et l'autre sont généraux ou communs à toutes les asphyxies, et particuliers à leurs espèces : les curatifs nous arrêtent seuls ici.

Le traitement curatif prend des différences suivant le degré de l'asphyxie.

Dans les faiblesses et les évanouissemens, on met le malade au grand air ; on le couche sur le d'os, la tête un peu élevée ; on lui jette de l'eau au visage ; on lui frappe dans les mains ; on l'agite ; on lui fait flairer du vinaigre, des liqueurs spiritueuses, des odeurs fortes, surtout de l'esprit de sel ammoniac ou alkali volatif fluor ; on frotte, de ces liqueurs, les lèvres, le nez, les tempes, le front, les poignets ; on fait avaler quelques cuillerées de vin ou d'eau-de-vie, ou de liqueurs spiritueuses ; on lui parle avec force, etc.

Dans la syncope, il faut placer le malade dans un lit modérément chaud, et lui continuer les moyens précédens, sans discontinuation, pendant quelques minutes. S'ils ne font pas revenir le malade, il faut en venir au traitement général et particulier de l'asphyxie proprement dite.

On recommande, avec raison, de commencer le traitement curatif des asphyxiés ou trépassés, aussitôt après le trépas, ou du moins dans le temps le plus voisin de cet instant fatal ; il serait même bien prudent de le commencer dans l'agonie même, par les moyens propres à chaque espèce : mais lorsque des circonstances ont fait différer, le temps, quelque long qu'il soit, n'est pas un motif valable de s'en abstenir, tant qu'il n'y a pas de signes évidens de putréfaction : et cela pour deux raisons décisives ; la première, parce que le trépassé ne peut devenir plus asphyxié, que dans l'instant où sa respiration a été interrompue, même par submersion ; la seconde, parce que l'asphyxie, même mortelle, dure plus long-temps qu'on ne le croit communément ; et que pendant sa durée, la nature peut avoir travaillé secrètement à la résurrection. Aussi a-t-on bien des exemples de trépassés ressuscités, après avoir été long-temps réputés morts.

La première et principale, pour ne pas dire la seule indication dans le traitement curatif des asphyxies, est de ranimer la circulation du sang, en ranimant les autres fonctions vitales, qui en sont les auxiliaires ; afin qu'étant devenue forte et manifeste, elle mette en vigueur toutes les autres.

Pour bien remplir cette indication dans tout le cours du traitement, il est très-utile d'apprendre des assistans du malade, la cause de son asphyxie, s'il en a été frappé en santé ; et si elle est survenue en maladie, quelles ont été la nature, la marche et la terminaison de celle-ci, et quels ont été l'agonie et le trépas.

Le traitement doit être suivi en trois époques ; la première, pour ranimer le trépassé par des moyens prompts et vigoureux ; la seconde, pour ranimer le trépassé, resté immobile et insensible, par des moyens lents et continus ; la troisième, pour guérir le trépassé revenu à la vie, des suites et accidens de l'asphyxie.

PREMIÈRE ÉPOQUE.

Dans la première époque, on doit commencer par travailler à rétablir les fonctions dont les organes sont les plus irritables, et suivre les irritations dans l'ordre de leur irritabilité.

Le trépassé doit être placé nu, dans un lit modérément chaud, la tête un peu élevée et couverte d'un bonnet chaud, le corps sur un plan incliné, tous les membres dans leurs positions régulières, à un air libre, pur, d'une température modérée, et qui ne soit point surchargé des transpirations de nombreux assistans inutiles, et d'autres exhalaisons.

I. La première opération à faire, est une large ouverture, avec une lancette, de la veine la plus grosse de l'un ou de l'autre bras; non pour faire une saignée, à moins qu'elle ne soit indiquée particulièrement, mais pour tirer un peu de sang dans un petit vase, afin d'en commencer l'inspection; et l'on y appliquera une compresse avec une bande, afin de rouvrir la veine de temps en temps, pour suivre les progrès de la nature et de l'art dans l'asphyxie : mais comme cette opération n'est pas curative, elle ne doit pas retarder les autres, s'il ne se trouve personne pour la faire.

II. Comme la chaleur du corps est un irritant général nécessaire à l'exercice de la circulation du sang, et de toutes les fonctions vitales, et à l'activité de tous les moyens asphyxiatriques, il faut débuter à rappeler le corps à la température moyenne, et l'y entretenir, en réchauffant les malades froids, et rafraîchissant ceux qui sont trop chauds. On pourrait faire de petits thermomètres applicables aux différentes parties extérieures, pour reconnaître le degré de leur température.

Il faut bien se donner de garde d'approcher un asphyxié froid d'un grand feu, ou de l'exposer à toute autre grande chaleur, qui, en raréfiant son sang, pourrait le jeter dans une apoplexie mortelle, ou au moins jeterait la circulation du sang dans un grand trouble qui l'arrêterait, et favoriserait la décomposition du sang.

On travaille à le réchauffer en l'approchant d'un feu clair sans être vif; ou en le plongeant dans un bain tiède, dont on entretient et augmente même la chaleur, en y ajoutant de temps en temps des potées d'eau chaude; ou en le couvrant de cendres chaudes; ou en le plaçant dans un lit modérément chaud, et l'y couvrant de couvertures chaudes, et en y entretenant la chaleur avec des tuiles chaudes couvertes de linges ou des bouteilles d'eau chaude, à un degré où on la puisse supporter avec les mains; et qu'on place sous ses aisselles et ses bras, entre ses cuisses et sous ses pieds; en lui couvrant de linges, ou de flanelles chaudes, les régions du cœur et de l'estomac, et même les surfaces de la poitrine, du ventre et du cou; en donnant aux membres des mouvemens modérés dans toutes leurs directions régulières.

Mais le plus efficace des moyens réchauffans, sont des frictions faites avec des linges, ou mieux des flanelles chaudes sur toute la surface du corps en tous les sens : elles ont, en outre, le bon effet d'irriter la peau et les masses musculaires, et d'en ranimer le ton et la contractilité. On doit les faire avec des étoffes d'abord sèches, pour ouvrir les pores de la peau, et ensuite imbibées d'eau-de-vie simple ou camphrée; on les doit commencer sur les deux côtés du dos, où les nerfs de presque toutes les parties du corps sortent de l'épine : on les continue ensuite sur les régions de la poitrine, du ventre, des membres, même du visage.

On rafraîchit les asphyxiés trop chauds, ou dont le sang a été trop raréfié par une chaleur excessive ou par des gaz, en les exposant à un air libre et pur le plus frais; en leur faisant par tout le corps des lotions d'eau froide; en les mettant dans un bain froid, qu'on échauffe par degrés avec des potées d'eau chaude, etc.

En travaillant à réchauffer ou à rafraîchir les asphyxiés par l'extérieur, on doit aussi y travailler par l'intérieur, au moyen de liqueurs cordiales ou rafraîchissantes qu'on introduit par la bouche, si la déglutition a encore lieu mécaniquement; et par le fondement, en lavemens, par exemple, de vin, d'eau-de-vie et autres liqueurs spiritueuses pour échauffer; de limonades, surtout celle d'acide sulfurique, etc., pour rafraîchir.

La plupart des asphyxiologistes recommandent la fumée de tabac, introduite au moyen de machines fumigatoires de différentes formes : mais je pense que l'air vital ou oxygène, introduit au moyen de vessies garnies de canules, serait plus efficace, et n'aurait pas les inconvéniens que quelques-uns lui reprochent, et qu'on peut lui reprocher en effet.

Ces agens réchauffans ou rafraîchissans, ont souvent suffi pour ranimer tout-à-fait des asphyxiés : mais il ne faut pas attendre qu'ils aient produit ce bon effet, ni même que l'asphyxié soit tout-à-fait réchauffé ou refroidi pour procéder avec ordre au rétablissement de la circulation par celui des autres fonctions vitales. Les moyens qu'elles indiquent peuvent être réunis à ceux-là.

II. La respiration étant la fonction qui contribue le plus à la circulation, et ses organes étant les plus irritables, c'est la première qu'il faut tenter de rétablir par plusieurs moyens, particulièrement le reniflement et l'insufflation.

Les nerfs de la membrane pituitaire qui tapisse les narines étant les plus courts, les plus voisins du centre nerveux et les plus irritables, ce sont les premiers qu'il faut irriter, pour exciter le jeu des organes respiratoires, et même l'éternument. Pour cela on chatouille les narines au moyen de barbes de plumes; on y introduit du tabac ou du poivre en poudre, ou d'autres poudres sternutatoires, à plusieurs reprises; mais le sternutatoire le plus énergique et le plus efficace, est l'alkali volatil fluor, ou esprit de sel ammoniac : on en présente un flacon au nez; on introduit dans les narines des mèches de papier qui en sont imbibées.

On fait l'insufflation d'un air pur ou médicamenteux dans la trachée-artère et les poumons, au moyen de la bouche d'une personne vigoureuse, de soufflets, de tubes flexibles comme sont ceux de gomme élastique, qu'on introduit jusque dans le gosier; et en même temps on presse la partie inférieure de la poitrine ou le ventre, pour chasser l'air introduit, et imiter le jeu de la respiration.

On cite des merveilles de l'insufflation; cependant des auteurs ont observé que l'air, poussé par la bouche, va moins souvent dans la trachée-artère que dans l'œsophage et l'estomac, qui en est une voie plus directe : et ils ont conseillé de faire l'insufflation par les narines, dont les issues intérieures répondent plus directement à celle de la trachée-artère, nommée *glotte*.

Mais cette voie n'est pas encore sûre; et d'ailleurs il se trouve souvent des obstacles à l'introduction de l'air dans le canal aérien, comme l'abaissement de l'épiglotte, le gonflement des parties de la gorge, etc.; il faut alors avoir recours à des opérations chirurgicales.

Le célèbre Monro en a indiqué une, dans laquelle on introduit un doigt dans le gosier, et de l'autre un tube flexible recourbé, dont on dirige l'extrémité sur la glotte, au moyen du doigt; l'habile Desault avait imaginé pour un blessé qui ne pouvait ni respirer ni avaler, d'introduire dans son gosier deux tubes, l'un pour la trachée-artère, par lequel on soufflait; l'autre pour l'œsophage, par lequel on injectait des liquides nourriciers, et ce moyen bien ingénieux lui a réussi. La chirurgie doit donc apprendre à sonder les canaux qui s'abouchent au gosier, mieux qu'elle n'a fait jusqu'à ce jour.

Si par ces moyens on ne parvient pas à rétablir la respiration, on doit en venir à la bronchotomie ou trachéotomie, que bien des auteurs ont recommandée comme nécessaire, et que d'autres ont rejetée sans en donner de raison. On doit faire l'ouverture de la trachée-artère entre deux de ses anneaux cartilagineux, par ponction avec l'instrument nommé *trocar*, y introduire une canule, souffler par cette canule à plusieurs reprises, l'assujettir dans l'ouverture, et y souffler souvent pour que le malade puisse reprendre la respiration par cette voie.

Je ne puis qu'indiquer ici ces opérations; et je dois en réserver les descriptions pour le traité complet, parce qu'elles ne peuvent être pratiquées que par des chirurgiens anatomistes et habiles.

IV. On procède au rétablissement et à l'augmentation du mouvement vermiculaire ou péristaltique du canal alimentaire, au moyen de potions et de lavemens irritans.

La déglutition continue de s'exercer mécaniquement plus ou moins long-temps après le trépas : mais il arrive quelquefois que la bouche est fermée et les dents serrées par la contraction des muscles de la mâchoire inférieure ; alors il faut travailler à la desserrer le plutôt possible, avec douceur et précaution, au moyen d'un levier convenable ; et la tenir ouverte au moyen de deux petits bâtons de réglisse, de liége ou autre bois tendre, un de chaque côté.

Lorsque la bouche est ouverte, ou si le défaut de quelques dents laisse des interstices, on introduit jusque dans le gosier la barbe d'une plume, pour le chatouiller et exciter des nausées et même le vomissement. On y insinue sur la langue quelque liqueur irritante, et même de l'eau ou du vin, ou de l'eau-de-vie animée de quelques gouttes d'alkali volatil fluor, du sucre ou du sel en poudre, et même quelque gelée ; et si le malade les savoure, c'est un signe de vie et un motif d'encouragement.

On tente ensuite, et même en même temps, si la déglutition a encore lieu, l'introduction de liqueurs convenables, au moyen d'une cuiller ou d'un tube élastique long.

Nous avons indiqué ce moyen pour le réchauffement de l'intérieur : on remplit cette indication avec de l'eau chargée de quinze à vingt gouttes d'alkali fluor, ou même d'eau-de-vie coupée de moitié eau, simple ou composée, ou d'autres liqueurs animées du même alkali.

A cette indication générale, se joint celle de faire vomir, si le malade avale assez facilement : et on la remplit au moyen de deux à trois grains d'émétique dissous dans cinq à six cuillerées d'eau, données par portions ; et s'ils excitent des nausées ou le vomissement, on les favorise au moyen d'eau tiède qu'on fait avaler pareillement ; et si son effet n'est pas suffisant, on peut l'augmenter en y mettant un peu d'émétique.

On joint à ces potions des lavemens irritans et évacuans à demi-seringue d'abord, comme, par exemple, ceux d'eau avec du vinaigre, du sel et du poivre, d'infusion de tabac, etc.

V. Pendant l'administration des moyens précédens, on peut travailler à ranimer l'action du cerveau sans les interrompre. Cette action ne consiste pas directement, comme on le croit communément, à ranimer le sentiment, mais à irriter les muscles par les esprits animaux. C'est ce qu'on doit se proposer en irritant les organes des sens; en répandant sur la langue et dans le nez des liquides ou des poudres très-irritantes; en plaçant devant ses yeux de vives lumières; en lui parlant fortement de choses qui lui sont familières; en jouant dans sa chambre d'instrumens doux ou bruyans, surtout s'il a été familiarisé avec la musique; en lui chatouillant les parties les plus nerveuses, etc. On rapporte bien des exemples d'effets merveilleux de ces derniers moyens; mais pourtant, ce sont ceux sur lesquels il faut le moins compter.

VI. Il est des temps où il faut travailler immédiatement sur les organes de la circulation du sang. Pour les découvrir, l'asphyxiâtre doit, pendant l'administration des moyens précédens, avoir la plus grande attention continuellement sur leurs effets ou leur inaction, et sur l'état de l'asphyxié, pour en tirer des conséquences pratiques; et même un aide doit avoir toujours une main sur la région du cœur, et l'autre sur quelque grosse artère, pour y reconnaître des battemens ou des frémissemens. On doit de temps en temps découvrir la veine ouverte, et en tirer quelques cuillerées de sang, pour s'assurer si son mouvement progressif continue, augmente ou diminue, et travailler en conséquence à l'animer.

Des praticiens routiniers sont assez dans l'usage de saigner tous ceux qui tombent dans l'asphyxie, même dès le commencement ; et cette routine peut être très-dangereuse : car personne n'ignore que la saignée affaiblit, et est, par conséquent, asphyxiante. La résurrection ne peut s'opérer que par l'irritation des oreillettes du cœur, par une suffisante quantité de sang veineux ; et dans les commencemens de l'asphyxie, les veines ne sont pas assez pleines de sang pour en remplir les cavités du cœur ; et l'on en diminue encore la quantité par la saignée : on ne doit la pratiquer, que lorsqu'on a des signes d'engorgemens sanguins au cerveau ou aux poumons, ou d'une pléthore générale dans la constitution sanguine : il importe peu alors de saigner à la jugulaire ou à une autre veine, puisqu'il n'y a réellement qu'un vaisseau sanguin, divisé et subdivisé à l'infini ; qu'en tirant du sang d'un vaisseau, on en tire de tous ; de même qu'en puisant de l'eau d'un côté d'un réservoir, on en tire de toute sa masse ; et que, d'ailleurs, il faut dégorger les poumons comme le cerveau. Il faut donc choisir la plus grosse veine apparente : si elle n'en donne pas, il faut en ouvrir d'autres ; et dans tous les cas, il faut faire la saignée petite, sauf à y revenir au besoin.

On peut augmenter le volume du sang par sa raréfaction, en mettant les membres dans l'eau chaude, comme pour la saignée du pied : on peut en accélérer le mouvement pour le faire arriver au cœur, par des frictions sur les veines extérieures de leurs extrémités à leurs centres.

Lorsque les membres se roidissent il faut favoriser les contractions de leurs muscles, pour pousser le sang des artérioles dans les vénules et les veines, au moyen de frictions spiritueuses ;

et lorsqu'ils deviennent flexibles, c'est le temps où il faut rouvrir la veine, pour reconnaître si ce roidissement a fait passer une plus grande quantité de sang dans le système veineux.

Si l'on reconnaît que le sang est plus abondant dans les veines, et y arrive, il faut renouveler les moyens sur l'usage de la respiration pour rétablir la circulation manifeste.

Tant que les moyens précédens produisent des phénomènes sensibles, il faut les continuer; mais s'ils sont sans effets, on doit terminer la première époque par l'inspection du sang, en saignant le malade aux quatre membres, et même à l'artère temporale. Si l'on en tire un sang dissous et même putréfié, on peut juger le malade mort, et l'abandonner : si l'on n'en peut tirer du sang, ou qu'il ne soit pas tout-à-fait décomposé, et qu'il y ait encore des signes obscurs de vie, surtout quelque chaleur, on doit procéder à la seconde époque.

DEUXIÈME ÉPOQUE.

Le but de la célèbre thèse de Winslow, était de prouver que les épreuves chirurgicales de mort, sont moins incertaines que les pharmaceutiques. On a d'ailleurs des observations de trépassés ressuscités après avoir été insensibles à plus de vingt longues incisions. On en a encore de médecins zélés qui ont fait garder et ont médicamenté des trépassés, et les ont ressuscités après plusieurs jours, d'après un sentiment seul de chaleur qu'ils reconnaissaient dans quelque partie. Il faut donc, lorsque la mort demeure douteuse après l'administration des moyens précédens, ériger les épreuves chirurgicales et autres en moyens asphyxiatriques dans une seconde époque. Nous y comprendrons les procédés suivans :

I. La chaleur étant nécessaire à la résurrection pendant toute la durée de l'asphyxie, et le froid intérieur étant seul une cause de mort, il faut entretenir la chaleur et même l'augmenter pendant tout le second traitement.

II. On peut le commencer par appliquer des ventouses aux épaules ou ailleurs, les scarifier, en tirer peu de sang, et les panser ensuite avec des vésicatoires.

III. On peut appliquer sur les régions du cœur et de l'estomac et sur les poignets, de ces topiques nommés *épithèmes*, chargés de substances cordiales qui irritent les organes de la circulation, et la raniment.

IV. On peut établir en différens lieux des cautères actuels ou potentiels ; on y fait des incisions, et on panse les plaies avec des emplâtres vésicatoires.

V. On en pansera les plaies deux à trois fois le jour, pour examiner s'ils ont eu des effets.

VI. On peut faire sur le sujet l'expérience de l'électricité et du galvanisme, et placer en contact des piles de Volta pour ranimer et exciter le genre nerveux.

VII. Si quelques uns de ces moyens font renaître des phénomènes sensibles de la vie obscure, on reprendra les moyens de la première époque : s'ils n'ont point d'effet, et si l'on n'aperçoit plus de signes de la vie obscure, et que le sang ne coule plus ou soit décomposé, il serait inutile d'insister.

VIII. Ne pourrait-on pas tenter la transfusion du sang, même lorsque celui du trépassé serait en décomposition ? C'est une épreuve à faire sur des animaux qu'on aurait asphyxiés.

TROISIÈME ÉPOQUE.

Du Traitement des ressuscités.

Lorsqu'une personne a été asphyxiée subitement en santé, par une cause extérieure, elle est ordinairement guérie, lorsqu'elle a repris tous ses sens. Il ne lui reste qu'une faiblesse plus ou moins grande, qui ne demande que le repos et les restaurans ordinaires. Souvent aussi il lui reste des accidens dont le traitement est indiqué par les symptômes. Ainsi, 1°. les premiers à considérer sont quelques-uns de l'asphyxie : et ils doivent se traiter suivant leurs indications particulières. 2°. La cause de l'asphyxie peut l'avoir compliquée de maux qui demandent à être traités chacun séparement; 3°. Si l'asphyxie a été occasionnée dans une maladie, le malade est reporté à l'état où il était auparavant, le plus souvent avec amélioration dans son mal. On doit reprendre alors le traitement de la maladie antérieure. Dans tous les cas on suit la méthode symptômatique, dans le détail de laquelle je ne puis entrer ici, parce que le traitement subséquent est l'objet de la médecine pratique.

§ XIV.

Espèces d'Asphyxie.

Pour se préserver de l'asphyxie, il faut en connaître les causes; et faute de cette connaissance, il n'est personne qui n'en puisse être surpris à l'imprévu, dans l'instant où il se croit dans la plus parfaite sécurité : et pour la donner, il faut en diviser le genre en classes, ordres et espèces, d'après ses causes, les lieux qui en recèlent les agens, et les sujets qui peuvent en être frappés.

Les auteurs les moins observateurs et les moins attentifs n'en reconnaissent que cinq à six espèces. Les plus exacts en distinguent environ quarante. J'en puis démontrer plus de deux cents, en douze tableaux : le premier, des asphyxies subites en santé et en maladie, causées par des agens extérieurs ; le second, de celles causées par les agens de la vie ; le troisième, des asphyxies morbides, causées dans les différens genres de maladies par des symptômes asphyxians ; le quatrième, des asphyxies thérapeutiques, causées par des effets excessifs de remèdes curatifs ; le cinquième, des morts subites, causées par des vices morbifians, intérieurs et cachés ; le sixième, des asphyxies sexuelles, relatives à chaque sexe ; le septième, des asphyxies maternelles, communes aux mères et à leurs enfans ; le huitième, des asphyxies relativement aux constitutions et aux tempéramens ; le neuvième, des asphyxies relativement aux âges ; le dixième, des asphyxies volontaires ; le onzième, des asphyxies relativement aux saisons ; le douzième, des asphyxies relativement aux lieux.

§ XV.

Asphyxies causées par des agens extérieurs, en santé et en maladie.

Le premier tableau des asphyxies subites en santé et en maladie, est celui des suffocations ; et il comprend celles occasionnées par des étranglemens ou strangulations, par des mofettes, par des poisons, et par des coups ou des chutes :

toutes ces sortes de causes demandent de grands détails. Nous allons les signaler en général, et nous étendre sur les plus fréquentes, en indiquant les particularités les plus remarquables sur leurs traitemens préservatifs et curatifs.

§ XVI.

Asphyxies par étranglemens.

On peut être étranglé ou étouffé par tous les corps qui interceptent le cours de l'air dans les poumons, le long des voies aériennes, savoir : par l'eau ou tout autre liquide, dans lesquels on est submergé ; par des corps qui bouchent exactement la bouche et les narines ; par des ligatures qui compriment fortement la gorge, la poitrine et même le bas-ventre ; par des corps solides avalés, ceux même d'un petit volume, qui, arrêtés dans le gosier, peuvent boucher la glotte, et même s'introduire dans la trachée-artère, et n'en peuvent sortir naturellement ; par des corps étrangers aussi avalés, qui peuvent s'arrêter dans l'œsophage, et comprimer la trachée-artère ; par des corps solides, et même des glaires grosses et compactes de l'estomac, qui peuvent être reportées dans le gosier par des nausées ou vomissemens, et y produire les deux sortes d'effets précédens ; par le renversement de la pointe de la langue dans le gosier sur la glotte, à la manière des nègres.

La plupart de ces causes étant dépendantes de la volonté, peuvent être prévenues par la surveillance ; mais les dernières demandent une habitude méthodique et réfléchie dans les actions de la déglutition.

La cure de ces premières espèces d'asphyxies

est soumise au traitement général ; mais, avant de l'entreprendre, il faut enlever les agens suffocans. Les ligatures occasionnent des engorgemens sanguins au cerveau et aux poumons, qui indiquent la saignée.

§ XVII.

Préservatifs de l'Asphyxie de submersion, et traitement des noyés.

Partout où il y a de l'eau, on est exposé à y tomber, à y être submergé, et à s'y noyer, en parcourant ces lieux ; particulièrement les bateliers, les mariniers, et les ouvriers qui travaillent sur les eaux, les militaires, les voyageurs, etc. Tout citoyen devrait donc recevoir, par son éducation, des instructions sur les moyens de se préserver de l'asphyxie de submersion par la natation et par des scaphandres ; sur le rappel des noyés à la vie, et sur les maladies asphyxiantes nées de l'abus des bains.

I. L'art de la natation a pour but d'opérer sur la surface des eaux des mouvemens progressifs dans toutes les directions. Il est fondé sur ce principe physique très-simple et facile à être pratiqué : la masse du corps humain est d'un poids à peu près égal à celui d'un pareil volume d'eau. Il ne s'agit donc, pour se soutenir sur les eaux, que de donner au corps une position qui retienne la bouche au-dessus de la superficie de l'eau, pour qu'on puisse respirer ; et de frapper l'eau par des mouvemens bien réglés des membres, qui, au moyen de sa résistance, maintiennent le corps dans la position nécessaire, et lui fassent opérer tous ses mouvemens à volonté.

Les exercices de cet art peuvent concourir puissamment avec ceux de la gymnastique à développer et soutenir la belle nature, et à habituer aux mouvemens réguliers. D'ailleurs, les bains, particulièrement ceux au grand air, dans des eaux courantes, sont très-utiles pour la conservation de la santé, et la cure de bien des maladies : et dans tous les temps et chez tous les peuples, ils ont toujours été plus ou moins usités.

Mais la natation fait contracter, par ses exercices, une passion qui a fait des victimes parmi les nageurs imprudens. D'après ces dernières considérations, je ne mis point la natation dans mon *Cours* imprimé *d'éducation*, par lequel je me proposais de donner à mes élèves tous les talens généraux et nécessaires : mais leurs parens ayant exigé que je donnasse des maîtres de natation à leurs enfans, dès lors j'en établis une école particulière dans ma Maison de santé et d'éducation, qui bientôt devint nombreuse.

Voulant être leur premier maître dans cet art comme dans tous les autres, et voulant toujours présider à tous les exercices, j'en étudiai la pratique dans les livres; et je reconnus qu'elle y était exposée d'une manière tumultueuse et mal ordonnée ; j'en indiquai une nouvelle théorie pratique; et comme tout dépend, dans cet art, de la régularité des positions du corps et des mouvemens de ses membres, je conçus qu'il fallait s'y habituer sur des matelas ou des sangles suspendues, avant de se commettre à l'eau; je voulus en donner l'exemple moi-même. Après m'être exercé chez moi, je le fis dans la rivière, devant l'hôpital de la Salpêtrière; je nageai régulièrement dès le premier jour; peu de jours après, je fus admiré comme un bon nageur; et finalement je fus en état de traverser la Seine dans cet endroit qui est le plus large.

J'y fis pareillement exercer mes élèves suivant mes principes et ma méthode, par deux maîtres de natation : et nous ne formâmes que de bons et beaux nageurs.

Turquin voulant établir une école de natation, me proposa de m'associer à lui : cela n'entra point dans mes vues; mais je lui donnai mes principes; je fis ses prospectus qu'il a publiés; je fus un des nageurs, dans l'exercice public par lequel cette école fut ouverte, devant M. le prévôt des marchands et la municipalité. Elle a réussi; je l'ai toujours suivie avec Turquin, tant qu'il a vécu; je voulus y introduire des démonstrations publiques; je puis donc me regarder comme un des instituteurs de cette école.

L'art de la natation peut fournir aux submergés non nageurs, par la théorie seule, une situation insubmergible, tant qu'ils conservent leur tête et leurs forces; et pendant laquelle ils peuvent demander du secours. Elle consiste à tenir le corps en équilibre dans la position verticale ou penchée en avant, le menton le plus élevé possible au-dessus de l'eau; et à donner à ses bras, les mains étendues, les doigts rapprochés, des mouvemens de haut en bas à la manière des quadrupèdes. Les vêtemens forment alors une sorte de scaphandre, qui favorise cette situation; faute de la savoir, les submergés se débattent et se noient infailliblement.

II. Le mot *scaphandre* désigne *homme-bateau;* et l'on a donné ce nom à des machines plus légères, par lesquelles on se propose de se soutenir sur l'eau; mais toutes celles qu'on a imaginées ne donnent pas les moyens de s'y tenir en équilibre; et un courant d'eau, un vent, des mouvemens du corps le font perdre : et l'on a des exemples de personnes noyées avec des scaphandres. Une nouvelle invention m'en a fait imaginer un qui remplit toutes les vues qu'on doit se proposer dans la construction et l'usage de ces machines.

M. Desquinmars, artiste d'un génie très-inventif, a imaginé des toiles imperméables, et en a démontré la précieuse qualité au gouvernement : Cogni, son ami, imagina de s'en servir pour faire des chaloupes imperméables et insubmergibles, en forme de parasols ou de soufflets, dont on pourrait charger des vaisseaux pour faire des descentes sur des rivages bas, et en faire ensuite des tentes. Il me communiqua son projet; je l'étendis et le perfectionnai avec lui; il le présenta au ministre de la marine dans le temps qu'il était question de faire une descente en Angleterre : et le ministre nomma, pour en faire l'examen, M. Sanet, inspecteur des bateaux plats que l'on construisait alors. Je lui lus notre mémoire; il en parut enthousiasmé, et ne lui opposa pas la moindre objection : mais il fallait, dit-il, que l'expérience répondît à la théorie; et pour cela que nous allassions la faire à Boulogne, à nos frais. C'est ainsi que des gouvernemens, si prodigues en tant d'occasions, sont assez mesquins pour ne pas vérifier eux-mêmes des procédés de la plus grande importance : mais cette sigulière réponse ne m'a pas découragé tout-à-fait.

J'ai imaginé un vêtement natatoire imperméable et insubmergible, général à tout le corps, qui pût le tenir en équilibre, et disposé à tous ses mouvemens naturels, avec de petits instrumens propres à les diriger et les augmenter; et une théorie pratique pour marcher et travailler dans l'eau aussi long-temps qu'il serait nécessaire; et comme ce vêtement peut servir sur terre comme les autres vêtemens militaires, on pourrait ajouter à chaque régiment une compagnie de nageurs, toujours prêts à marcher et travailler sur l'eau comme sur terre, et même à s'y tenir en sentinelle et combattre.

III. Pour rappeler les noyés à la vie, aussitôt qu'ils sont retirés de l'eau, on les agite beaucoup et doucement : on les essuie, on les sèche, et on les met dans des tuniques de laine et dans un lit chaud, en les plaçant sur le côté gauche dans un plan incliné; on tâche de les réchauffer par différens moyens; on les frotte avec des flanelles imbibées d'eau-de-vie simple ou camphrée; on leur fait des insufflations d'air par la bouche ou par le nez; on leur donne des cordiaux par la bouche ou en lavement; on leur donne l'émétique : on leur fait des fumigations de tabac dans la bouche, le nez et le fondement; on les saigne : et tous ces moyens sont indiqués; mais ils peuvent être insuffisans et désordonnés, comme on le peut voir, en les comparant avec la première époque de notre traitement : il y a trois indications particulières à y remplir.

La première est de réchauffer le noyé qui a toujours été refroidi par l'eau, et d'autant plus qu'il aura été submergé plus long-temps : il ne faut pas espérer de ranimer la circulation et les autres fonctions vitales, tant qu'il sera froid. On remplit cette indication au moyen de frictions sèches et humides, de cordiaux introduits par la bouche, et de lavemens irritans et échauffans, etc.

La seconde est d'évacuer par l'émétique et des lavemens purgatifs, l'eau qu'il aura pu boire, si la grosseur et même la tension de son ventre le fait connaître. On a démontré et écrit que l'ancienne routine de tenir les submergés suspendus par les pieds, la tête en bas, pour leur faire rendre l'eau, est inutile, dangereuse et même meurtrière; cependant des ignorans la font encore suivre. Il en est de même de celle de les rouler dans ou sur un tonneau.

La troisième est la saignée : le poids de l'eau, sur la superficie du ventre du noyé, en a comprimé tous les vaisseaux extérieurs, et en a fait refluer le sang à l'intérieur, d'autant plus qu'il a été plus long-temps submergé. On a bien observé qu'il y avait ordinairement un engorgement de sang à la tête; mais il peut y en avoir un aussi grand dans les poumons; ainsi il me paraît indifférent de saigner à la gorge ou au bras; mais il faut que la première saignée soit petite, et la répéter une ou plusieurs fois, lorsque le malade démontre sensiblement de la chaleur en quelque partie, surtout après le relâchement des membres roidis.

On refuse les secours aux noyés après une submersion de quelques heures; et on les abandonne lorsqu'après les avoir employés quelques heures, ils n'ont pas eu d'effets, ou sur de faux signes de mort, sans même rechercher les signes de vie, et l'on s'empresse de les enterrer. Cependant l'asphyxie des noyés doit être une des plus longues, lorsqu'il ne s'est point joint à la submersion d'accidens qui aient détruit quelque organe vital; on doit donc appliquer aux noyés le traitement de la seconde époque. On a des observations de noyés rappelés à la vie spontanément ou artificiellement après des heures et des jours de trépas.

En faisant une analyse critique des observations de Pia et d'autres asphyxiologistes observateurs, je pourrais démontrer qu'on a abandonné et même enterré des noyés encore vivans.

IV. Pour bien juger des effets de la submersion, il faut en faire une distinction chez les submergés. D'après les observations, la plupart se noient ou s'asphyxient; quelques-uns sont demeurés vivans dans l'eau, sans y perdre même connaissance, des heures, des jours, des semaines... Il y a plus : on a des exemples de submergés qui se sont habitués à vivre dans l'eau comme les poissons. *Voyez* Pechlin dans *Bruhier, Telliamed,* le Dictionnaire des animaux, etc.

Les exemples de plongeurs et d'autres devenus en quelque sorte amphibies, incroyables pour le vulgaire ignorant, s'expliquent pourtant aisément. On a reconnu que, chez de ces sujets, le trou ovale et le canal artériel ne s'étaient point totalement oblitérés; et que par conséquent le sang avait repris chez eux son cours primitif, qu'il a dans le fœtus.

V. Il est arrivé bien des fois que de grands nageurs se sont noyés lorsqu'ils ont été entraînés par de violens courans d'eau, dans des gouffres; ou lorsqu'ils ont été surpris par des crampes, des coups de sang, des faiblesses, etc.

VI. L'usage excessif du bain et de la natation peut conduire à des maladies asphyxiantes par la faiblesse où ils jettent, et par des engorgemens sanguins produits par la pression de l'eau.

On transpire davantage dans le bain; les exercices de la natation facilitent la déperdition des esprits animaux; de là la faiblesse qui peut devenir asphyxie si elle est continuée.

§ XVIII.

Asphyxies causées par les mofettes.

On nomme *mofettes* ou *méphitis*, les vapeurs répandues dans l'atmosphère qui suffoquent ceux qui les respirent, ou qui leur occasionnent des maux et des maladies asphyxiantes souvent mortels. On en peut distinguer de trois sortes : les gaz, les émanations méphitiques éparses ou rassemblées dans différens foyers, et les mofettes ignées.

Tous les gaz ou fluides aériformes sont non

respirables, et suffoquent lorsqu'ils se présentent aux poumons en certaine abondance, excepté l'air vital ou oxygène. On reconnaît la présence de ces substances invisibles, et l'on en peut prévenir les effets asphyxians, par leur propriété d'amortir et même d'éteindre les lumières et les combustibles brûlans. Les plus fréquens et les plus redoutables sont l'air meurtrier ou azote, le sulfureux, le nitreux, le gaz putride ou ammoniaque, qui s'exhale des corps animaux et végétaux en putréfaction; le carbonique, que répandent les brasiers, les végétaux sucrés en fermentation, des puits, des fontaines, des cavernes, etc., l'hydrogène, etc.

Les vapeurs méphitiques éparses, sont les transpirations des hommes et des animaux sains ou malades, les exhalaisons putrides de leurs excrétions et des substances animales en putréfaction, qui comprennent plusieurs gaz; l'arome des corps fortement odorans, suaves ou fétides, les fumées des corps inflammables et combustibles, l'humidité des planchers des maisons, etc.

Les principaux foyers de méphitisme sont, 1°. dans les maisons, leurs appartemens tenus malproprement, leurs caves et autres lieux où l'on conserve beaucoup de matières putrescibles, fermentantes, odorantes; leurs fosses d'aisance, leurs puisards, leurs fumiers, et autres amas d'immondices; leurs puits à pompe et autres, abandonnés pendant quelque temps, leurs citernes, etc; 2°. dans les villes, les écoles trop nombreuses, les salles de dissection, les salles de spectacle, les grands hôpitaux, la plupart des prisons, les églises, leurs caveaux de sépulture, leurs cimetières; les boucheries, et autres ateliers où l'on travaille les matières putrescibles; les différentes brasseries, les magasins de marchandises odorantes; 3°. dans les campagnes, les voiries et autres amas de substances animales et végétales ; les champs de bataille où il s'est fait de grandes inhumations ; la surface des eaux stagnantes, comme fosses, douves, mares, marais, et même des étangs ; des terrains méphitisés, des carrières ; les mines et autres souterrains ; 4°. les foyers ambulans sont tous les lieux où il se fait de grands rassemblemens d'hommes, d'animaux et de provisions, comme les lieux de grandes assemblées, même en rase campagne, les garnisons, les camps et les armées, les navires, etc.

Pour se préserver des mofettes, il faut, en général, 1°. prévenir la formation de celles qui sont à notre disposition ; 2°. les reconnaître dans les lieux suspects par leurs odeurs et leurs autres caractères gazeux ; 3°. il ne faut pas y descendre avant de les avoir détruites, ou en avoir diminué la force ; 4°. ne point aller au secours de ceux qui s'y trouvent asphyxiés, sans prendre des précautions pour ne point subir le même sort ; par exemple, en s'attachant à des cordes dont les bouts soient tenus par des aides qui puissent retirer le secouriste aux moindres dangers et cris, etc.

Les asphyxies des mofettes sont soumises au traitement général et à des moyens propres à quelques-unes. Nous allons en donner des exemples.

§ XIX.

Asphyxies causées par le gaz putride.

Les asphyxies causées par la putridité sont celles qu'il est le plus important et le plus urgent de connaître, pour s'en préserver et les guérir ; parce que ses agens sont les plus répandus dans tous les lieux fréquentés, et qu'ils se trouvent dans nos maisons, et s'engendrent même dans nos appartemens et autour de nous; parce que les agens putrides, outre qu'ils sont asphyxians, sont de plus les causes prochaines des fièvres putrides et d'autres maladies de putréfaction; et que ces maladies sont contagieuses par la putridité que les malades répandent autour d'eux, et que ceux qui les gouvernent en peuvent être inoculés, et en inoculer ceux avec lesquels ils communiquent.

Ces considérations doivent frapper tous ceux qui veulent bien s'en instruire. Elles ont tant frappé un bon citoyen, qu'il est venu m'inviter à solliciter le gouvernement à faire un établissement général pour en préserver les citoyens, analogue à celui en faveur des noyés; mais ce n'est pas dans ce livret que je peux m'occuper des projets salutaires que l'art asphyxiatrique peut et doit inspirer.

Le premier moyen préservatif de cette asphyxie est de prévenir partout la génération de cette terrible mofette, par la propreté et d'autres moyens que des auteurs ont indiqués, et que des circonstances funestes obligent l'ignorance et l'insouciance de rechercher et d'employer, souvent de manières funestes elles-mêmes.

Le second préservatif est de détruire la putridité, dès qu'on l'a laissée se former et se répandre. La cathédrale de Dijon ayant été méphitisée en 1773, par les émanations sorties de l'ouverture d'un caveau sépulcral, au point qu'on n'y pouvait entrer sans y tomber mort, ou du moins asphyxié, et que ses exhalaisons répandirent la fièvre putride aux environs, on tenta de la déméphitiser par tous les prétendus antiputrides, vantés depuis les premiers temps de la civilisation, et l'on en reconnut l'inutilité; mais le grand patriote et philantrope Guyton-Morveau eut le bonheur de découvrir le vrai spécifique destructeur de ce méphitisme; et son opération est aussi simple, commode et peu coûteuse, qu'elle est d'un effet efficace et prompt. Sa première expérience fut la désinfection de la cathédrale de Dijon. Chaque citoyen devrait en inscrire la formule dans son entendement : la voici.

Elle consiste dans une fumigation du gaz ou acide marin ou muriatique, opérée par une quantité déterminée de sel marin ou de cuisine, au moyen d'environ un quart d'acide sulfurique ou vitriolique, posés dans un vase sur un fourneau ardent; ce qui se fait de deux manières.

Si l'on a un lieu vide à déméphitiser, on y place ces substances, les portes et les fenêtres fermées, et l'on peut transporter le fourneau fumant dans les appartemens contigus. Si l'on a à déméphitiser la chambre d'un malade ou un malade lui-même, on y place le fourneau avec le sel seulement, et on y verse à plusieurs reprises l'acide sulfurique, ayant soin de tenir la bouche de côté. Dans l'un et l'autre cas, il s'élève une fumée qui neutralise aussitôt l'ammoniaque répandu dans l'air, et le lieu est déméphitisé.

On traite l'asphyxié par putridité par le traitement curatif général; mais il faut y débuter par la fumigation muriatique. On tâche de faire avaler à l'asphyxié quelques cuillerées de limonade faite d'acide sulfurique; et lorsqu'il avale bien, on lui donne cette limonade pour boisson : c'est là le vrai spécifique de la putridité.

§ XX.

Asphyxies causées par le gaz carbonique.

Le gaz carbonique est produit par la combustion des combustibles, par la fermentation des sucs sucrés, et par des opérations de la nature. C'est le plus pesant des gaz; il l'est même plus que l'air : il se répand et coule à la surface de la terre, comme l'eau; de là, les chimistes qui l'ont découvert l'avaient désigné d'abord par le titre d'*air fixe.*

Le plus connu est celui qu'exhalent le charbon et la braise de bois embrasés, le charbon de terre, la tourbe, la houille, et même tous les combustibles qui produisent un très-grand feu. Lorsqu'on baigne dans cette vapeur, on s'asphyxie et l'on en meurt, si l'on n'est secouru promptement. L'ouverture des cadavres a appris qu'il pénètre dans la masse du sang, l'enflamme, le putréfie ou brûle les organes intérieurs. Depuis plus de quatorze cents ans, on est averti de ses funestes effets par une infinité d'exemples; et cependant chaque hiver en reproduit de nombreux, dont on ne profite pas. On doit donc prendre tous les moyens d'instruire tous les citoyens pour se préserver de son asphyxie et s'en guérir.

Ce gaz se dissout dans l'eau et dans sa vapeur; ainsi dissout, il perd ses qualités morbifiques. On peut donc s'en préserver en tenant dans les lieux où l'on brûle du charbon, particulièrement sur les poêles, des vases larges et plats remplis d'eau froide, que la chaleur fait évaporer; et en inondant d'eau froide les lieux qui en sont remplis.

Ce gaz étant pesant et coulant, on pourrait, dans les lieux où l'on est obligé de se servir beaucoup de charbon, en rendre le plancher incliné, et y pratiquer des rigoles qui auraient leur issue au dehors, et il en coulerait comme l'eau.

On est ordinairement averti des premiers effets des brasiers, par des chaleurs et maux de tête, des soulèvemens d'estomac, une faiblesse, etc. Dès qu'on s'en aperçoit, on doit se retirer à un air libre et froid.

On peut procéder à la résurrection de ces sortes d'asphyxiés, par le traitement curatif général, en débutant par leur rafraîchissement au moyen de leur exposition à l'air le plus grand et le plus froid, de lotions d'eau froide sur tout le corps; et au moyen de la déglutition de limonades, principalement de celle d'acide sulfurique. Il y a des exemples des succès de ces secours; mais on préfère de les fixer au grand air, et de leur jeter au visage des potées d'eau froide avec force, sans interruption, jusqu'à leur rappel à l'air, suivant la méthode d'Herman.

On conseille les mêmes secours pour les asphyxiés par la vapeur des vins, cidres, bières, etc., en fermentation, ou par le gaz carbonique naturel d'eaux et de cavernes, etc.

§ XXI.

Asphyxies par les mofettes ignées.

On peut comprendre sous le titre de mofettes ignées, les coups violens du magnétisme, de l'électricité et de la foudre. Ceux de la foudre asphyxient souvent : quelquefois aussi ils tuent, en désorganisant des organes vitaux; mais on ne regarde plus la foudre comme un fléau inévitable de la nature; le docteur Franklin a appris à s'en préserver : et, nouveau Prométhée, il a en quelque sorte arraché la foudre du ciel, pour la conduire sur la terre à son gré, dans son ouvrage sur l'électricité : *Eripuit cœlo fulmen.*

Son principe, tout nouveau, est que, parmi les corps terrestres naturels et artificiels, les uns attirent la foudre, la dirigent, et en sont des conducteurs; les autres la repoussent et l'éloignent. Il ne s'agit donc plus que de s'instruire des propriétés des uns et des autres, pour se rendre maîtres de la foudre : de là suivent les procédés suivans pour s'en préserver.

1°. On croyait autrefois que le son des cloches éloignait la foudre; et dans toutes les paroisses on était dans l'usage de sonner quand il tonnait; mais une infinité d'exemples funestes ont appris qu'au contraire le son, comme le mouvement, l'attire, et qu'elle est alors arrêtée sur les clochers et les églises, où il s'en trouve de nombreux conducteurs.

2°. On peut garantir les édifices de la foudre en plaçant, à côté, des paratonnerres, qui sont de longues barres de fer placées verticalement, qui, étant des conducteurs de la foudre, la pompent par leur extrémité supérieure, et la conduisent, par leur extrémité inférieure, dans la terre, où elle s'arrête et se fixe.

3°. Pour s'en garantir dans sa chambre, on doit se placer au milieu des conducteurs qui s'y trouvent, sur un lit ou un siége composé entièrement de substances repoussantes de la foudre.

4°. Si l'on se trouve en pleine campagne pendant un grand orage, il ne faut pas se mettre à l'abri des arbres, des clochers, des églises et des autres grands édifices, où il se trouve des conducteurs de la foudre; il ne faut pas même se mettre en mouvement, mais demeurer paisible, dût-on être baigné de la pluie.

5°. Il y a même un moyen simple de découvrir à peu près la distance où l'on se trouve de la nue foudroyante. On sait que la lumière se répand dans un clin-d'œil; mais que le son ne fait qu'environ deux cents toises par seconde, et qu'ainsi on n'entend le tonnerre que plus ou moins long-temps après avoir vu l'éclair. Or, les battemens du pouls se font à peu près par secondes. En comptant le nombre de ces battemens entre l'éclair et le tonnerre, et les calculant par deux cents, on peut mesurer la distance où l'on est de la nue qui a lancé la foudre.

On doit traiter l'asphyxie de la foudre par le traitement général de l'asphyxie. On conseille d'y employer l'électricité ou le galvanisme.

§ XXII.

Asphyxies par les poisons.

Les poisons sont des substances des trois règnes de la nature, qui, introduites dans le corps, y produisent des maux et des maladies qui jettent dans l'asphyxie, et ensuite souvent dans la mort, par la désorganisation de quelque organe vital. Ils asphyxient de deux manières : ou immédiatement, comme les somnifères ou narcotiques; ou médiatement, par les symptômes asphyxians des maladies promptes et douloureuses qu'ils occasionnent.

Ils produisent différentes sortes d'empoisonnemens, suivant les ouvertures du corps par lesquelles ils y pénètrent : et, sous ce rapport, on doit les distinguer en poisons de la bouche, ou des premières et des secondes voies; en poisons de la bouche et du nez, ou de la respiration et de la déglutition; et en ceux de l'inhalation par les pores absorbans de la peau, comme les venins extérieurs et les virus; en cautérisans de la peau; et en ceux des morsures d'animaux venimeux ou réputés tels. Il règne encore bien des préjugés sur ceux-ci.

Parmi les poisons de la première classe, on doit mettre les liquides, les jus et même des mets mous, conservés dans des vases empoisonnés; surtout ceux de cuivre et de plomb, même ceux d'étain, qui contiennent souvent du plomb.

On ne peut se préserver des poisons que par les descriptions qui s'en trouvent dans les livres d'histoire naturelle et de matière médicale. Tous les citoyens devraient connaître les poisons familiers, pour s'en préserver; et leurs empoisonnemens, pour leur opposer les premiers secours, avant de pouvoir se procurer un habile médecin.

Les différens empoisonnemens indiquent un traitement général et commun à tous ceux de la même classe, et de particuliers relatifs à chacun. Les premiers sont les plus sûrs. Les prétendus contre-poisons ou antidotes sont presque tous illusoires.

§ XXIII.

Asphyxies causées par des coups et des chutes.

Des coups violens, surtout à la tête, et des chutes rapides et fortes, causent, dans les différens systèmes organiques, surtout dans ceux des vaisseaux sanguins et des nerfs, des émotions ou des troubles qui, en arrêtant la circulation du sang, portent des engorgemens sanguins au cerveau et aux poumons, qui peuvent occasionner l'asphyxie, l'apoplexie, etc.; ils peuvent, en outre, produire des inflammations, des épanchemens de sang, etc., qui conduisent à la mort.

Pour prévenir ces accidens, l'usage le plus commun est de recourir à de prétendus vulnéraires, qui ne peuvent avoir un bon effet : les seuls efficaces connus sont les boissons acides et la saignée.

L'asphyxie qui en naît peut être combattue par le traitement général, où la saignée peut souvent entrer.

§ XXIV.

Asphyxies causées par les agens de la vie.

Les agens de la vie sont les substances et les actions par lesquelles on l'entretient et l'on en jouit. Mais aussi ils peuvent devenir morbifiques, asphyxians et même meurtriers, par leur privation ou par leur surabondance, par leurs qualités délétères, et par leur emploi mal approprié et mal ordonné. C'est à l'hygiène décrite comme l'*art de la santé*, à en indiquer les inconvéniens, et à en régler le bon usage et les bons effets; mais l'hygiène, l'art le plus nécessaire de la *médecine populaire*, est encore une de ses parties les plus imparfaites et les plus vicieuses.

Les hygiénistes rapportent à six classes les agens vitaux, sous le titre ridicule de *choses non naturelles*, savoir, l'air, les alimens, les excrétions, le sommeil et la veille, le mouvement et le repos, et les passions. Cette énumération est tout à la fois vicieuse et défectueuse : *vicieuse*, parce qu'il n'y a de repos que dans un sommeil paisible, et que la veille est toujours plus ou moins occupée; *défectueuse*, parce qu'elle ne comprend pas tous les agens de la vie.

Il y a deux classes d'agens vitaux : ceux du

corps et ceux de l'esprit : les premiers, qui agissent sur l'esprit ; les seconds, qui agissent sur le corps. Il doit donc y avoir deux hygiènes ; l'une du corps, et l'autre de l'esprit.

Les agens vitaux de l'hygiène du corps doivent se rapporter à dix classes : les quatre élémens, qui sont les premières subsistances, savoir, le feu ou calorique, qui produit la chaleur et le froid ; l'air, l'eau, et la terre ou le sol ; ensuite les alimens solides et fluides, les excrétions et les rétentions, le sommeil et la veille, ou le repos et le mouvement, les bains et les frictions ; les vêtemens et les lits ; les combustibles et les luminaires ; les édifices particuliers et publics ; les climats et leurs saisons ; enfin, les passions naturelles, c'est-à-dire, celles qui sont attachées aux sensations et aux autres pensées, nées des impressions que l'organe de l'entendement procure à l'âme. Il n'est aucune classe de ces agens qui ne puisse jeter et ne jette en effet quelquefois dans l'asphyxie.

Les principaux agens vitaux de l'hygiène de l'esprit sont les exercices gymnastiques, ceux de l'esprit, qu'on peut nommer logiques ; ceux de la voix, par la parole et le chant ; ceux des arts libéraux ; les travaux mécaniques et économiques ; enfin, les passions factices ou imaginaires attachées aux idées que l'esprit se forme et grave dans l'entendement. On a aussi des exemples d'asphyxies qu'ils ont occasionnées par leur violence.

Les théories préservatives et curatives de ces deux classes d'asphyxies peuvent se déduire de la science des maladies, et sont susceptibles de grands détails, dans lesquels nous ne pouvons entrer ici. Nous nous bornerons aux trois exemples suivans.

§ XXV.

Asphyxies causées par les deux excès de la température du corps humain : du chaud et du froid.

La température intérieure du corps humain, à un degré moyen peu variable, est l'effet de l'exercice régulier et continu de la circulation du sang et des autres fonctions vitales : on l'a évaluée à trente-deux degrés du thermomètre de Réaumur. Elle est le signe et le gage de la santé et de la longévité; mais elle ne peut passer certaines bornes vers la chaleur ou le froid, subitement ou lentement, sans produire des asphyxies; et il est facile de les apercevoir et de les prévenir par des sentimens extraordinaires de chaleur et de froid excessifs qui troublent les fonctions, et par le thermomètre.

I. La chaleur excessive et asphyxiante peut provenir des rayons solaires, ce qui se nomme *insolation* ou *coups de soleil;* et du calorique des combustibles brûlans, ce qu'on peut nommer *conflagration*.

On a toujours à craindre l'insolation dans les climats chauds ; on doit la craindre dans les tempérés et même les froids, dans les étés très-chauds, surtout pendant les ardeurs de la canicule. Des moissonneurs et voyageurs sont souvent les victimes de ces accidens, surtout s'ils s'endorment en pleine campagne.

Nous avons à redouter la conflagration à nos foyers ardens, pendant les hivers glacés; mais elle est bien plus redoutable pour les ouvriers qui travaillent dans les ateliers excessivement chauds, comme les fours à pain et les fours à chaux, les bains et les étuves, les serres chaudes, les greniers souterrains, les verreries, les forges de fer, les affineries, les raffineries de sucre, etc.

La chaleur, supérieure au degré de la température intérieure, raréfie le sang plus ou moins, trouble la circulation, et peut l'arrêter tout-à-fait.

Pour en prévenir les accidens, ceux qui y sont exposés doivent toujours avoir un thermomètre dans les lieux très-échauffés, pour reconnaître le degré où la chaleur devient dangereuse et insupportable; et quand elle y est arrivée, ils doivent se retirer de temps en temps au dehors, y respirer un air frais, et boire des liqueurs acidules ou rafraîchissantes; mais ils doivent se donner de garde de boire de l'eau à la glace ou même très-froide, pour éviter les effets du contraste du froid avec le chaud. Cependant on peut boire impunément des liqueurs très-froides, même lorsqu'on est en sueur, si, au lieu de demeurer tranquille, on se promène et l'on se donne du mouvement.

Pour ranimer l'asphyxié par la chaleur, on doit le retirer promptement du foyer brûlant, et le placer à un air tempéré et même froid. On y débute par travailler à le rafraîchir par les moyens indiqués, particulièrement en lui jetant de l'eau froide sur tout le corps, principalement au visage; et pour le reste on le soumet au traitement général.

II. On est exposé aux funestes effets du froid excessif en hiver, dans les climats tempérés et froids, surtout dans les glacés; et ils arrivent souvent dans les contrées du nord.

Le froid excessif diminue la force et la vitesse de la circulation, épaissit le sang, et peut même le congeler. « Alors il roidit les membres, gêne

» le mouvement des muscles, rend les os plus » cassans, engourdit les nerfs, sans pourtant di- » minuer la douleur des extrémités, où l'on sent » toujours des fourmillemens; la pâleur, la livi- » dité, la gerçure des lèvres, la rudesse et la sé- » cheresse de la peau, en sont aussi des effets. » Les dents craquent, la langue est engourdie : » il produit une impression bien vive dans l'in- » térieur de la poitrine, immédiatement exposée » à toute son action, par le mouvement de la » respiration. On se sent accablé d'un désir in- » vincible de dormir; mais c'est un sommeil » perfide, dont la plupart de ceux qui s'y livrent » ne se réveillent pas; enfin, l'homme devient » comme une statue, et est asphyxié. » GARDANE.

Le froid excessif n'agit quelquefois que sur quelques parties. On y sent alors une roideur à la peau, et une stupeur qui sont bientôt suivies d'un gonflement œdémateux et d'une gangrène sèche, qui est une asphyxie particulière ou locale. On a bien des exemples de personnes qui y ont perdu des doigts, des mains, des pieds, le nez, etc.

Pour se précautionner contre ces accidens, il faut avoir, dans son appartement, un thermomètre pour reconnaître le degré au-dessous de la congellation qui peut nous être nuisible, pour se réchauffer graduellement, et ne jamais céder au sommeil, à moins que ce ne soit dans un lit chaud. On se réchauffe par le feu modéré des combustibles, par l'exercice et des frictions; on peut boire du vin et autres liqueurs réchauffantes, mais bien modérément; car leur excès augmente l'engourdissement, l'assoupissement et les autres accidens.

Pour guérir la gangrène ou asphyxie particulière d'une partie, « il faut commencer par la

» tremper dans un bain froid, jusqu'à ce que les » douleurs cessent, et que la partie commence à » reprendre sa couleur naturelle : après quoi, » on la frotte avec des linges trempés dans l'eau » froide. On a recours ensuite à des compresses » trempées dans du vin aromatique trempé. » GARDANE.

Pour ranimer l'asphyxié par le froid, « on est » dans l'usage de lui faire des frictions avec de » la neige, de la glace, ou de le plonger dans » un bain d'eau froide, jusqu'à ce qu'il soit dé- » gelé, et que la couleur de la peau soit devenue » naturelle : ensuite on le frotte et on l'étuve, » pour ainsi dire, avec des linges ou des flanelles » imbibées d'eau-de vie camphrée, ou de toute » autre liqueur spiritueuse, pénétrante ou aro- » matique. Lorsque la respiration et la faculté » d'avaler sont un peu revenues, on lui fait » prendre d'une potion cordiale, du vin chaud, » de l'eau-de-vie ou toute autre liqueur spiri- » tueuse; et ce n'est qu'après le parfait traite- » ment de l'asphyxié, qu'on lui permet de se » chauffer, s'il en a besoin, et par gradation. » *V*. GARDANE.

On peut aussi, et peut-être plus sûrement, ranimer l'asphyxié en le mettant d'abord dans un bain d'eau la plus froide, dont on élève la température en y mettant peu à peu des potées d'eau chaude, et le soumettant ensuite au traitement général.

§ XXVI.

Asphyxies causées par les passions et leurs mouvemens.

On n'a point encore dessiné des tableaux des passions bien ressemblans et complets ; on a même confondu les effets de leurs mouvemens subits sur les organes vitaux, avec leurs effets habituels et permanens ; et les uns et les autres sont essentiellement différens dans la pratique comme dans la théorie. Tâchons d'être plus exact.

Les passions sont primordialement les affections de plaisir ou de peine et de douleur, attachées aux sensations et autres perceptions, aux idées et aux notions des objets. Ces affections engendrent dans l'âme l'amour ou la haine. De là les besoins de se procurer les objets agréables et utiles, et d'éviter les désagréables et nuisibles. Des besoins naissent les désirs de satisfaire les uns et les autres. Dans la recherche des moyens naissent l'espérance ou la crainte, enfin la joie de les trouver ou le dépit d'en être privés.

Toute cette suite d'affections, lorsqu'elles sont vives, occupent l'âme et vont jusqu'à la troubler, si elles sont violentes : le trouble de l'âme en jette dans le cerveau, l'organe de l'entendement, et son trouble est porté dans les organes de la circulation du sang ; et par eux dans ceux des autres fonctions vitales : et il a été bien des fois porté jusqu'à produire l'asphyxie et la mort, etc.

Les passions naturelles sont la gourmandise, l'appétit vénérien, l'amour, et toutes celles qui naissent de la tempérance et de l'intempérance.

Les principales passions factices ou imaginaires

sont l'amour ou l'ennui de la vie, *tædium vitæ*, la peur de mourir, les pressentimens de la mort, l'avarice, l'amour du jeu lucratif, toutes les sortes d'ambitions, etc.

Les unes et les autres de ces sortes de passions, devenues habituelles et entrées dans les mœurs, produisent sur notre être des effets différens; celles qui sont justes et tempérées, inspirent et entretiennent une gaieté habituelle, qui est un ressort continuellement tendu, qui soutient la vie et la santé. Les tristes, ou le chagrin, altèrent et affaiblissent insensiblement l'exercice des fonctions de l'âme, et conduisent à une asphyxie mortelle; mais les unes et les autres occasionent, dans des circonstances, des mouvemens subits qui occasionent l'asphyxie, lorsqu'ils sont violens.

Les principaux mouvemens asphyxians sont les plaisirs vifs, la joie excessive et même les ris immodérés; des peines imprévues, comme la réception de mauvaises nouvelles, les emportemens de colère ou de fureur, la peur ou frayeur, les prédictions de la mort que l'imagination se figure, ou qu'on reçoit d'arts illusoires, comme la chiromancie et autres arts de divination, le désespoir, mille antipathies, etc. La nature a ranimé de ces asphyxiés; mais l'art y peut parvenir plus sûrement par le traitement général.

§ XXVII.

Asphyxies des passions religieuses et de leurs mouvemens.

Les opinions religieuses sur les dogmes et les promesses de chaque religion, s'accompagnent souvent de passions factices, comme les autres idées et notions imaginaires, qui produisent sur l'économie humaine des effets physiologiques salubres ou insalubres, et heureux ou malheureux.

La persuasion de l'existence d'un Dieu père des hommes et juge rémunérateur des justes et vengeur des méchans, et d'une vie future, heureuse ou malheureuse, remplit l'âme de l'homme vertueux et pieux d'espérances, de consolations et de résignations à tous les maux que nous ne pouvons éviter; et ajoute à sa gaieté physiologique, une tranquillité de conscience et une gaieté religieuse, qui rendent sa vie plus longue et plus délicieuse, ou moins malheureuse.

Mais le vice, l'impiété et les crimes tracent, dans l'entendement du méchant et de l'impie, un tableau de ses forfaits, qui, se présentant à l'esprit et lui faisant prévoir une vie future horrible, lui font éprouver, par ses remords, des tourmens qui sont un supplice anticipé, et abrégent sa vie plus encore que les chagrins naturels, s'il ne parvient pas à perdre ses remords à force de péchés et de crimes.

C'est de l'irréligion, des superstitions et du fanatisme, que naissent les mouvemens asphyxians des passions religieuses. Les principaux et les plus fréquens sont les remords, les extases d'une imagination exaltée, les scrupules poignans sur l'inobservation des pratiques des cultes, les annonces brusques, imprudentes de la mort, faites par des ecclésiastiques et des dévots inconsidérés; la crainte de la damnation, qui a été bien des fois inspirée à des esprits faibles et crédules, par des confesseurs et des missionnaires fougueux, et des exorcistes charlatans; les frayeurs paniques des morts et des revenans; les prédictions sinistres des prétendus sorciers; la démonomanie; toutes les fureurs du fanatisme, etc.

On se préserve de ces maux par une étude de la religion vraie et pure : mais il faut avoir compassion des infortunés qui en sont asphyxiés, et tâcher de les rappeler à une vie sage par le traitement général.

§ XXVIII.

Asphyxies morbides, et maladies asphyxiantes.

On doit distinguer autant d'espèces d'asphyxies morbides, qu'il est de genres de maladies qui peuvent les produire : or, les principales des maladies asphyxiantes sont, 1°. les fortes indigestions et les ivresses, les maladies vermineuses, des vomissemens violens ou continus, des diarrhées très-irritantes ou chroniques, la cardialgie, des coliques violentes, et d'autres maux et maladies du canal alimentaire; 2°. les flux excessifs du sang et des autres humeurs; 3°. les fièvres continues violentes, comme l'ardente; et les très-faibles, comme l'atonique et la syncopale, les éruptives, celles dites *malignes*; 4°. les inflammations considérables, surtout les érysipèles du visage, les inflammations de la bouche et des narines, de la langue, de la gorge, dites esquinancies, le croup des enfans, celles de la poitrine et du bas-ventre, des cerveaux, des moelles et des parties adjacentes; 5°. les douleurs vives et les maladies très-douloureuses, comme la dyssenterie, la goutte, le rhumatisme goutteux, etc.; 6°. les fortes irritations du canal aérien et les grandes oppressions de poitrine, comme les toux férines, les catarrhes suffoquans, l'asthme à son plus haut degré, la coqueluche des enfans, etc.; 7°. les maladies comateuses, comme le coma et le carus, la léthargie, l'apoplexie et les autres assoupissemens; 8°. les maladies convulsives, surtout les convulsions et les spasmes des membres, c'est-à-dire, leurs mouvemens et tensions involontaires, les palpitations, la catalepsie, l'épilepsie, etc.; 9°. les délires furieux ou les manies, surtout la rage, et les délires paisibles, mais longs, comme des mélancolies, des maladies imaginaires, 10°. les maladies virulentes et contagieuses, principalement la rougeole, la petite vérole, la vaccine, les fièvres putrides, la peste; 11°. les maladies cachectiques, comme la maigreur extrême et longue, etc.; 12°. des maladies périodiques, comme certaines fièvres intermittentes, etc.; 13°. les fortes crises dans des maladies graves, aiguës et chroniques; 14°. enfin, les agonies qui terminent les maladies, et qui demandent un article particulier.

Il meurt peut-être autant de malades des symptômes asphyxians dans les maladies mortelles même, que de la désorganisation d'organes vitaux par le mal morbifique et meurtrier; et même il arrive souvent que le malade est frappé subitement comme d'un coup de foudre par une asphyxie imprévue, même dans des maladies qu'on ne regardait pas comme dangereuses; et l'on peut dire que ce malheur arrive toutes les fois que le malade trépasse sans agonie.

Le traitement des maladies asphyxiantes doit donc ajouter aux indications curatives du mal, celles de préserver de l'asphyxie morbide, et de la guérir si elle arrive. Les premières consistent à distinguer les symptômes asphyxians, ou présages d'asphyxie, d'avec ceux du mal vraiment mortel, et à y remédier par des moyens antiasphyxiques, pour empêcher que ces symptômes arrêtent la circulation et la respiration, avant la terminaison de la maladie.

Il est surtout deux de ces symptômes sur lesquels on doit toujours avoir l'œil, pendant tout le cours de la maladie : les premiers sont les phénomènes de la fièvre, qui, portée à un très-haut degré de force, de chaleur et de vitesse, peut arrêter la circulation. Ainsi, il faut travailler à la diminuer par des boissons acides.

Les seconds sont ceux de la respiration, qui peut être arrêtée, surtout si le malade est faible, par des crachats demeurés dans la gorge, ou par des glaires solides portées à la gorge par des nausées ou des vomissemens. Ainsi, l'on doit toujours avoir soin de favoriser l'expectoration et de calmer les mouvemens de l'estomac.

C'est aux médecins seuls qu'appartiennent les cures préservative et curative des asphyxies morbides; ainsi, je borne ici mes réflexions à ces généralités.

§ XXIX.

Agonies asphyxiantes et mortelles.

Le mot grec *agonie* signifie l'état du combat dans lequel la nature fait les plus grands efforts pour détruire le mal, ou vice morbifique; mais il a été établi d'après un aspect incomplet des moribonds; et nous allons l'étendre au dernier état des malades, où les présages d'une mort prochaine se manifestent. Le plus souvent c'est une crise ou maladie critique qui décide du sort du malade en bien ou en mal.

C'est dans cet état critique et terrible, que le malade a le plus grand besoin de secours et de consolations; et cependant on l'abandonne le plus ordinairement à son affreux sort, qu'il sent souvent lui-même, soit qu'il ait encore de la connaissance, ou qu'il en paraisse privé. C'est une honte pour les médecins et la médecine, pour les familles et les assistans. En effet, si tant de trépassés ont été rappelés à la vie, ne doit-on pas espérer d'y rappeler des agonisans avec moins de difficulté, et en plus grand nombre? Mais pour cela, il faut une nouvelle théorie pratique de l'agonie : proposons-en des principes, aux gens de l'art qui doivent l'établir.

La nature termine toujours les maladies en asphyxiant seulement le malade par des symptômes suffoquans, ou en le frappant en outre de mort par des symptômes meurtriers du mal. Il faut donc apprendre à distinguer l'agonie simplement asphyxiante, de celle qui est asphyxiante et meurtrière.

L'asphyxie survient sans agonie, en maladie comme en santé, ou bien elle est précédée par une agonie courte, occasionée par la suffocation ou par la plus grande violence de la fièvre, ou par un assoupissement produit par la surabondance ou la vitesse extrême du sang, etc. L'agonie meurtrière est le combat tumultueux qu'on a désigné par le mot *agonie*, ou une diminution des fonctions et des forces vitales, jusqu'à leur extinction. Ces différentes agonies ont leurs signes et leurs indications préservatives et curatives.

Les agonisans perdent, le plus souvent, la connaissance, et on les regarde alors comme insensibles : c'est une grande erreur, dont l'observation doit désabuser. On ne doit dire devant eux que des paroles consolantes, et craindre de les jeter dans le désespoir par des propos indiscrets, des prières et des cérémonies religieuses alors inutiles, etc.

§ XXX.

Asphyxies thérapeutiques causées par des remèdes violens.

Les agens curatifs qui produisent quelquefois l'asphyxie par des abus de leur emploi, sont diététiques, pharmaceutiques ou chirurgicaux.

I. Les agens vitaux de l'hygiène doivent devenir curatifs dans les maladies, au moyen de l'art diététique : et ce qu'on nomme *médecine expectante* est une chimère dangereuse ; ces agens peuvent devenir bien plus souvent asphyxians en maladie qu'en santé, vu les dispositions asphyxiques des malades. Ceux dont on doit les préserver avec le plus de soins par l'asphyxiatrique, sont le froid et le chaud excessifs, l'air chargé de gaz et d'exhalaisons, l'abstinence ou la diète trop sévère ou trop longue, les alimens solides ou trop abondans, le repos ou les mouvemens excessifs, les travaux forts ou suivis de l'esprit, les mouvemens des passions naturelles et factices, les conversations indiscrètes, etc.

II. Tous les médicamens qui peuvent opérer avec trop de violence par leur nature ou par de trop fortes doses, peuvent asphyxier, surtout les vomitifs et les purgatifs violens, les somnifères ou narcotiques, les cordiaux, les sudorifiques, et toutes les substances incendiaires, etc. ; les remèdes dits emménagogues et les abortifs, destinés aux femmes.

III. Les moyens chirurgicaux qui peuvent asphyxier, sont les saignées trop copieuses ou trop répétées, les grandes opérations quelconques, les petites mêmes, lorsqu'elles sont très-douloureuses, des topiques, comme les répercussifs, les anodins narcotiques, etc.

La médecine et la chirurgie donnent des préceptes pour prévenir ces accidens. De plus, le premier point à examiner dans un trépassé, est de découvrir s'il a été asphyxié par quelqu'une de ces causes; et si l'on peut le conjecturer, ce sera un motif d'espérance de le ranimer par le traitement général.

§ XXXI.

Morts subites apparentes ou réelles, en santé et en maladie.

On donne généralement le titre de morts subites à tous les trépas dont on ne voit pas de causes antérieures, et par conséquent à de simples asphyxies; et la négligence que ce préjugé inspire, fait bien des victimes. On ne doit donner ce titre qu'aux morts réelles, occasionées par la destruction d'un organe vital, produite par un mal intérieur et caché; mais ces sortes de morts n'arrivent pas subitement. La nature n'opère point par sauts et par bonds : elle avertit des maux cachés, par des symptômes qui en sont les effets, et auxquels on ne fait pas attention par ignorance. On doit donc apprendre à en prévenir les causes et les suites par l'art de la médecine populaire ou domestique.

On n'a découvert encore qu'un petit nombre de ces maux meurtriers et cachés, par des ouvertures de cadavres. On devrait donc multiplier ces ouvertures, pour perfectionner la médecine et l'asphyxiatrique.

D'ailleurs, il n'est point de vraie mort, dite *subite*, qui ne soit précédée d'une asphyxie plus ou moins longue. Tout trépassé subitement doit donc être soumis au traitement asphyxiatrique général.

§ XXXII.

Asphyxies sexuelles.

Chaque sexe est sujet à des asphyxies particulières par sa constitution générale, et par les travaux qui lui sont propres.

I. Les hommes pubères peuvent être asphyxiés par la manie de l'amour, par la répétition trop fréquente des actes vénériens, ou par la masturbation, qui les jettent dans une faiblesse asphyxiante et même mortelle; par les vapeurs hypocondriaques, par des travaux excessifs et trop suivis, etc.

II. Les filles et les femmes peuvent être asphyxiées par la fureur utérine, par l'établissement laborieux de leur menstruation, son écoulement immodéré, et par sa suppression; par les grandes pertes de sang après l'âge critique, par les vapeurs hystériques, etc.

Les vapeurs hystériques sont les plus asphyxiantes de toutes les maladies, et celles dont l'asphyxie est la plus tenace et la plus longue. Les anciens citent des exemples de femmes demeurées dans cet état plus de sept jours. Bruhier cite deux religieuses qui y demeuraient dix jours. Pomme parle d'une femme qui y était si sujette, qu'on aurait pu l'enterrer plusieurs fois, si l'on ne s'était familiarisé avec ses asphyxies, et qui, dans l'une, ne revint qu'après avoir été irritée pendant douze jours.

On doit donc soumettre au traitement asphyxiatrique général, tous les trépassés et trépassées dans ces maladies singulières, et insister long temps sur leurs traitemens.

§ XXXIII.

Asphyxies des mères enceintes.

Les femmes sont plus disposées aux maladies asphyxiantes et à l'asphyxie dans leurs grossesses, par les causes générales, que dans leurs autres états. Elles y sont particulièrement sujettes par les pertes de sang, dans des avortemens, dans des accouchemens laborieux ou contre nature, et dans de certaines délivrances, etc. C'est une loi, lorsqu'une femme enceinte meurt, de retirer son enfant de son sein par l'opération césarienne, pour lui conserver la vie, et elle est encore assez mal exécutée.

Autrefois, on faisait l'opération césarienne immédiatement après le trépas; et des accoucheurs ignorans ou irréfléchis le conseillent encore. Mais ces femmes ne sont jamais qu'asphyxiées pendant quelque temps : il est d'ailleurs démontré que l'enfant jouit d'une vie qui lui est propre; et l'on a retiré des enfans vivans du sein de leurs mères, un, deux, trois jours même après la mort. On doit donc temporiser; on doit donc soumettre ces mères au traitement asphyxiatrique avant l'opération; et nous en donnerons une formule qui pourra la concilier avec ce traitement.

§ XXXIV.

Asphyxies des mères nourrices ou non nourrices.

Toute mère est obligée à allaiter son enfant, par les lois de la nature : celles qui leur obéissent, en sont récompensées par une santé constante et la longévité; celles qui y contreviennent, en sont punies par des maux qui les tourmentent et abrégent leurs jours. De là on doit distinguer la couche en naturelle, et contre nature.

La mère nourrice n'a besoin, dans sa couche naturelle, que de repos, pour se rétablir du travail de l'accouchement.

La marâtre qui ne nourrit point, éprouve une couche contre nature, dans laquelle elle est exposée, immédiatement après l'accouchement, pendant plusieurs mois, à cent maux et maladies asphyxiantes et mortelles.

Les mères nourrices sont exposées à quelques maladies asphyxiantes, occasionées par un allaitement mal établi ou mal conduit, ou par un sevrage précipité ou mal réglé.

Les traitemens préservatifs et curatifs de ces asphyxies et maladies asphyxiantes, doivent donc entrer dans les traités d'accouchemens.

§ XXXV.

Asphyxies des nouveau-nés.

Les enfans naissent à terme ou avortons. Les uns et les autres sont bien vivans et vigoureux, ou apoplectiques, ou faibles, ou mourans, ou asphyxiés, ou morts. L'asphyxiatrique doit donner les signes de ces différens états, avec les moyens de rappeler à la vie ceux chez lesquels elle n'est pas complète et assurée, et les moyens de procurer la vitalité aux avortons.

Les enfans peuvent tomber en asphyxie en naissant, 1°. lorsqu'ils ont participé à la faiblesse ou aux maladies de leurs mères; 2°. par le serrement du cordon ombilical dans l'accouchement; 3°. par la compression de leurs corps dans des accouchemens difficiles et longs; 4°. par l'arrêt de l'enfant par le col au passage pendant quelque temps; 5°. par la surabondance de sang de l'enfant, dépendante de sa constitution. Les moyens d'y remédier sont décrits dans des traités de l'art des accouchemens; j'y renvoie pour me borner aux généralités communes aux c toyens.

Un ancien a dit que le premier jour de la vie en est le plus dangereux. Ce danger provient de l'établissement de trois fonctions vitales nouvelles, que l'enfant doit commencer à exercer pour vivre séparément, et qui sont souvent asphyxiantes; savoir, celles de la respiration, de l'allaitement et de l'expulsion de ses excrémens nommés *méconium*.

I. Le fœtus, qui, dans le sein de sa mère, repose dans un bain chaud, ne respire point: on peut donc dire qu'il est à demi asphyxié, quoique très-vivant. Aussitôt qu'il naît, il commence l'exercice de la respiration, et l'annonce par des cris de joie pour sa mère et ses assistans. C'est en effet le chant de la première victoire de l'homme sur les maladies et la mort, dont il doit être menacé pendant toute sa vie : mais il arrive souvent que des enfans faibles ou malades ne crient point, et par conséquent ne respirent point en naissant, et demeurent dans cet état de demi-asphyxie pendant plusieurs jours. J'en citerai un exemple de vingt-huit ; et pourtant il se peut faire qu'ils y demeurent bien vivans. Ce phénomène, étonnant pour les ignorans, vient de ce que la circulation du sang se fait d'une manière particulière dans le fœtus, et que cette première mécanique peut se continuer long-temps dans le nouveau-né avant qu'il respire.

Dans le fœtus, le sang passe dans l'oreillette droite du cœur, qui reçoit le sang veineux de tout le corps. De là il passe immédiatement dans l'oreillette gauche, par une ouverture nommée le *trou ovale* ou *de Botal*, sans aller totalement aux poumons. De cette oreillette gauche, il passe dans le ventricule gauche, d'où il se distribue à toutes les parties du corps par les artères.

L'artère pulmonaire, destinée à porter aux poumons le sang des oreillette et ventricule droits, communique en outre avec la première et grande artère, nommée *aorte*, par une artère supplémentaire nommée *canal artériel;* de sorte qu'il ne passe aux poumons, par l'artère pulmonaire, que ce qu'il leur en faut pour les entretenir vivans, et les disposer au jeu de la respiration ; et lorsqu'elle est établie, le sang prend un autre cours du cœur aux poumons et des poumons au cœur; et le trou ovale et le canal artériel s'oblitèrent peu à peu par la suite. Cependant, l'ignorance fait communément regarder comme morts les nouveau-nés qui ne respirent pas; et l'on a bien des exemples de ces enfans qui ont été sacrifiés, et d'autres qui ont été rappelés à la vie L'asphyxiatrique doit donc enseigner les moyens d'établir la respiration chez le nouveau-né.

II. Lorsqu'on a coupé le cordon ombilical, par lequel l'enfant recevait la nourriture de sa mère, il doit commencer à se substanter du lait par l'allaitement, ou d'une nourriture analogue par la bibition.

On est dans l'usage abusif de retarder l'établissement de l'allaitement jusqu'après la fièvre de lait de la mère, et l'on substitue au lait d'autres nourritures : mais les mères qui allaitent sont exemptes de cette fièvre, lorsqu'elles allaitent aussitôt après l'accouchement; et, d'un autre côté, les nourritures étrangères données à l'enfant peuvent lui occasioner des asphyxies.

On donne bien des raisons de cet abus : les premières sont que la plupart des mères ont trop peu de lait dans cette première époque, et que les mamelons ne sont pas encore formés. Mais le nouveau-né n'a besoin que de très-peu de nourriture, et c'est lui qui doit développer les mamelons par ses succions.

Les enfans nés avant terme présentent seuls quelques difficultés à l'établissement de l'allaitement. Dans les trois derniers mois de son séjour dans la matrice, il apprend de la nature l'art de la succion; et l'enfant est d'autant plus inhabile à cette opération, qu'il est sorti plus long-temps avant le terme; mais il est des moyens de lui donner ce premier talent de l'homme.

III. L'enfant doit rendre son méconium dès le premier jour et les suivans; et s'il est retenu par quelques causes, il occasione des maux asphyxians et même mortels. La nature a mis dans le premier lait de la mère, appelé *colostrum*, les qualités purgatives les plus propres à procurer doucement cette évacuation. Les sirops qu'on a imaginés pour y suppléer, ne sont ni aussi efficaces, ni aussi sûrs.

On doit conclure de ces observations, que la mère doit présenter son sein au nouveau-né, après l'enfantement, aussitôt qu'elle et l'enfant sont nettoyés, pour établir l'allaitement. Me. Lerebours a très-bien décrit et apprécié cet art nécessaire, dans ses précieux *Avis aux Mères*.

Lorsque le nouveau-né se trouve asphyxié faute de l'établissement des trois fonctions vitales précédentes, ou par leur établissement irrégulier ou morbifique, on travaille à le rappeler à la vie par les moyens suivans :

On lui souffle fortement dans la bouche, ses narines fortement serrées, avec la bouche que quelques-uns gargarisent avec de l'eau-de-vie. On le porte à l'air libre, s'il est chaud, et on lui jette au visage des gouttes d'eau froide. S'il est froid, on l'approche du feu, et on le frotte légèrement avec des linges dégourdis : on l'agite doucement; on suce fortement ses mamelles, etc., jusqu'à ce qu'il soit bien revenu. Je dois recommander de ne pas insister sur l'insufflation, parce qu'elle fait porter l'air dans l'estomac par l'œsophage.

Lorsque le nouveau-né présente de la rougeur ou de la lividité, et même de la noirceur au visage et au corps, on juge que c'est l'effet de la surabondance de son sang. On conseille alors de couper le cordon ombilical sans le lier, et d'exprimer du sang de l'extrémité correspondante à son nombril, et de le laisser couler jusqu'à ce qu'il donne des signes de vie.

Si ces moyens, employés quelque temps, ne réussissent pas, on déclare l'enfant mort, et l'on s'empresse de l'inhumer. On en enterre de vivans, parce que l'asphyxie est fort longue chez eux. Ainsi, on doit les soumettre aux traitemens civil et asphyxiatrique, comme les adultes.

§ XXXVI.

Asphyxies des nourrissons.

Les nourrissons et les autres enfans du premier âge sont très-susceptibles des asphyxies de causes générales. Ils en sont particulièrement affectés par leurs cris et pamoisons qui les suffoquent, par leurs indigestions, leurs tranchées ou coliques, par des étourdissemens et des assoupissemens, des convulsions, etc.

Ces asphyxies ont pour causes éloignées la coagulation du lait dans leur estomac, les nourritures peu analogues à leur constitution, surtout la bouillie; le maillot, dont l'abus subsiste encore dans des départemens; des mouvemens violens en les berçant; des positions contre nature où on les tient long-temps, surtout celle sur le dos; leur suspension par des lisières. Bien des nourrices en étouffent en les faisant coucher avec elles; et une cause encore plus commune que les précédentes, est le froid auquel les nourrices les abandonnent pour vaquer à leurs travaux; la négligence en laisse encore se brûler, se noyer, etc.

Les nourrices qui asphyxient et tuent tant de nourrissons par leur ignorance et leur défaut de surveillance, sont parvenues à persuader les familles et le public même, si peu instruits et si insoucians, que les convulsions et les morts des enfans sont presque toutes occasionées par les accidens mortels de la dentition. C'est une erreur funeste à détruire. Les gencives sont d'un tissu non contractile et peu nerveux. D'ailleurs, c'est en confondant l'irritabilité musculaire avec la sensibilité nerveuse, qu'on a dit que les enfans sont d'un sentiment exquis: mais insensibles dans leur origine, la sensibilité ne se développe chez eux que peu à peu par des actes répétés. Pendant que j'ai été médecin des indigens de la section de la Fidélité, on me présentait journellement des enfans malades, dont on attribuait les maux à la dentition, et je n'en ai pas vu un seul qu'on pût attribuer à cette cause. En décembre dernier, j'ai vu avec plaisir cette vérité établie dans un *Almanach* de M. Lafargue, habile dentiste de Paris, intitulé : *le Triomphe de la Dentition.*

On peut rappeler à la vie les enfans asphyxiés, par le traitement général appliqué à leur constitution. Les mères et les nourrices doivent apprendre avec soin cette asphyxiatrique, pour prévenir ces asphyxies et y remédier.

§ XXXVII.

Asphyxies des âges ; et abréviations de la carrière centenaire par les Asphyxies et les morts précoces.

En 1541, le fameux docteur suisse Paracelse mourut à quarante-huit ans, avec un élixir par lequel il promettait une vie aussi longue que celle des patriarches antédiluviens. De telles annonces devraient couvrir leurs auteurs de honte; cependant il est encore des gens qui donnent leur confiance à des panacées ou remèdes à tous maux, et à des spécifiques de longue vie, en s'abandonnant aux hasards périlleux des circonstances et de leurs caprices. Mais la nature n'a planté le rameau d'or au bout de la carrière centénaire, pour les amateurs de la vie, qu'à bien des conditions, dont l'infraction occasione des asphyxies et des morts précoces. Que chacun apprenne et pratique donc l'art de vivre. *Voulez-vous vivre sains? sachez et veuillez l'être.* Proclamons-en les préceptes principaux.

On ne peut faire un pas dans la carrière de la vie, sans avancer vers la vieillesse par les opérations et les effets des agens vitaux, qui épaississent le sang et les humeurs; qui endurcissent et dessèchent les solides; qui oblitèrent successivement des vaisseaux du chyle, les sources de la vie, et qui diminuent l'énergie des forces vitales; et l'on se trouve au bout, lorsque les organes endurcis ne peuvent plus exercer leurs fonctions vitales: et chacun de ces agens produit ces effets vieillissans avec plus ou moins de force et de temps ou de rapidité. D'ailleurs, on n'avance pas dans cette carrière, sans être entouré d'agens de maladies, d'asphyxie et de mort, qu'il faut savoir écarter. L'art de vivre consiste donc à ralentir cette progression, et à parer tous les coups morbifiques, asphyxians et meurtriers de la nature en tous les âges.

C'est dans la première enfance que les facultés vitales sont dans leur plus forte activité; et cependant on a reconnu qu'il y meurt environ la moitié des enfans. Si l'on se donnait la peine d'en rechercher les causes, on reconnaîtrait qu'elles sont presque toutes dans la dépendance de ceux qui les gouvernent, et que chez ceux qui échappent à leur influence, la vie est déjà abrégée.

Le lait maternel est le premier gage de la longévité. On a même trouvé, dans ces derniers temps, les moyens d'en corriger les acrimonies et les virus, par des allaitemens médicamenteux. Le lait des nourrices les plus saines, toujours plus consistant, épaissit la lymphe nourricière, et commence, par conséquent, à appeler la vieillesse. Le supplément le plus sûr et le plus salubre, ou le moins nuisible au lait maternel, est le lait des animaux, surtout celui de chèvre.

Les autres nourritures sont d'autant plus malfaisantes et vieillissantes, qu'elles s'éloignent plus de la nature du lait. Il est reconnu que la bouillie, généralement usitée, est un poison prompt ou lent qui enlève un grand nombre d'enfants. Son suc nourricier épaissit la lymphe, et abrége, par conséquent, la longévité chez ceux qui ont le bonheur d'y résister.

L'allaitement doit être continué, s'il est possible, jusqu'à ce que l'enfant ait toutes ses dents de lait, pour qu'il puisse commencer à broyer, imprégner de sa salive, les alimens solides, plus analogues à sa constitution délicate, ou jusqu'à ce que le lait tarisse chez la mère; et dans la seconde enfance, le régime doit être une suite progressive de celui de la première.

Les enfans sont sujets à peu de maux et de maladies, mais qui sont plus asphyxians que dans les âges suivants. L'asphyxie les frappe plus aisément et plus fréquemment; mais aussi les moyens de résurrection sont chez eux plus énergiques, et d'un emploi plus facile.

La puérilité ou première adolescence, commence vers sept ans, et s'étend jusqu'à treize ou quatorze. La constitution y prend plus de force; on doit y proportionner les nourritures en consistance; accoutumer l'adolescent à toutes les espèces de nourritures salubres, mais avec sobriété, et l'occuper d'une vie plus active dans le corps et dans l'esprit.

Cette première adolescence expose à un plus grand nombre de maux et de maladies, mais qui sont moins asphyxians; et dans ces asphyxies, le rappel à la vie, est moins sûr que dans l'enfance, et plus que dans les âges suivans.

La puberté masculine ou seconde adolescence qui se développe pendant deux à trois ans, ne demande que des soins généraux, qui favorisent ce développement par un régime régulier et doux ; par des exercices actifs du corps et de l'esprit, et une abstinence scrupuleuse du nouveau sens qui y naît. La régularité de ce développement y affermit la vie et la santé, comme son irrégularité y dispose à de nouveaux maux et maladies asphyxiantes et mortelles, qui abrégent la vie.

La puberté féminine, dont la date et l'époque est la plus variable, consiste principalement dans l'établissement de la menstruation régulière. Les maux et les maladies que produisent ses irrégularités, sont la plupart convulsifs, et, par conséquent, asphyxians. Les emménagogues usités dans son défaut et ses suppressions, ne peuvent que vicier la matrice, et ajouter à la maladie de nouveaux maux. On doit s'y borner à suppléer aux saignées naturelles par d'artificielles, jusqu'à ce que la nature ait établi ou rétabli elle-même cette nouvelle fonction.

La jeunesse ou troisième adolescence met la dernière main à l'édifice humain, jusque vers vingt-cinq ans : mais bien des jeunes gens s'y livrant sans règle et sans frein, à la corruption générale des mœurs, se donnent des maladies asphyxiantes et mortelles, et des morts précoces ; surtout cette maladie virulente, qui éteint le feu de la vie jusque dans cette fonction qui doit l'allumer dans d'autres êtres ; ou bien ils attirent sur eux une vieillesse prématurée, courte et souffrante, avant d'avoir atteint une maturité pleine et solide, par la masturbation et les autres abus des sens vénériens.

Le plus sûr moyen de longévité que la nature offre aux femmes, est d'être occupées pendant tout le temps de leur fécondité, des fonctions de mère et de nourrice, qui purifient leur sang et les rajeunissent. Il est vrai que ces fonctions les exposent à des asphyxies et à des maladies asphyxiantes ; mais l'art leur en offre les moyens préservatifs et curatifs.

Le premier accouchement à terme, naturel et heureux, perfectionne l'organisation de la belle nature qui dispose à la santé et à la longévité. Par des effets contraires, les accouchemens laborieux et contre nature, pourront faire naître des difformités morbifiques; mais l'art peut aussi les prévenir et les guérir.

Dans les deux maturités croissante et décroissante, les hommes sont les plus sujets, par leurs constitutions, les travaux de leurs professions, leurs passions et leurs régimes variés, et par les agens asphyxians, à l'asphyxie, et à des maux et des maladies asphyxiantes ou mortelles : mais la médecine populaire ou domestique doit leur apprendre à les prévenir et à s'en faire guérir.

La vieillesse commence plutôt chez les femmes que chez les hommes, par une révolution désignée communément par le titre d'*âge* ou *temps critique*. Les maux auxquels elle expose, proviennent le plus souvent de la suppression trop avancée et trop subite de la menstruation ; et les femmes sanguines, qui négligent de suppléer aux saignées naturelles par d'artificielles, s'exposent à des pertes de sang habituelles, et à d'autres maux asphyxians ou même mortels.

Chez la plupart des hommes, la vieillesse est accélérée par l'abréviation qu'ils occasionent chez eux, des deux maturités dont on n'a fait qu'une, égale en durée à chacun des âges de croissance et de décroissance, d'après Pline : et c'est une erreur funeste dont il faut se désabuser.

On reproche à la vieillesse bien des infirmités et des maladies; mais celles qui la tourmentent plus communément, sont celles qu'on s'est attirées dans les âges précédens. La vieillesse pure et saine n'en fait éprouver d'autre qu'une diminution progressive et lente des forces, et l'on doit les soutenir par un régime sobre, frugal et ténu, plus ranimant que nourrissant et actif dans le corps et l'esprit. Les vieillards doivent surtout se prémunir continuellement contre les indigestions, les rhumes et les chutes, qui en enlèvent un grand nombre.

On dit communément que les vieillards tombent en enfance; mais cet état humiliant n'afflige que ceux qui, dans les âges précédens, n'ont point exercé leur esprit habituellement. Les philosophes de l'antiquité, qui, frugaux et sobres, partageaient leurs loisirs entre les exercices du corps et de l'esprit, ont joui presque tous d'une longue et heureuse vie. Le célèbre Gorgias est mort à cent huit ans, la plume à la main, en disant qu'il n'avait rien à reprocher à sa vieillesse. Théophraste a composé, à quatre-vingt-dix-neuf ans, ce beau traité *des Caractères*, que la Bruyère a appliqué aux caractères de ses contemporains.

On est sujet, dans la vieillesse, comme dans les autres âges, à l'asphyxie et aux maladies asphyxiantes; mais aussi l'on y est toujours capable de rappel à la vie, jusqu'à l'extinction du principe vital. Ecoutons sur cela le sensible Pineau : « Les personnes âgées sont exposées au danger d'être enterrées vivantes. Elles sont sujettes pour la plupart à un assoupissement profond et à des syncopes, qui ont quelquefois toutes les apparences de la mort : elles sont, outre cela, exposées à toutes les causes qui peuvent produire l'asphyxie : on ne s'intéresse pas, pour l'ordinaire, à leur conservation autant qu'on le devrait; et quand elles sont trépassées, on prend encore moins de précautions pour elles que pour les autres, etc. »

Cependant, les asphyxiologistes citent un grand nombre de vieillards des deux sexes, asphyxiés ou trépassés, rappelés à la vie. Fothergill, célèbre médecin anglais, cite une femme de quatre-vingts ans, qui, après avoir éprouvé sensiblement la diminution de ses forces pendant plusieurs années, trépassa et ressuscita après douze heures. Johnson, autre fameux médecin anglais, cite une femme du même âge, qui, réputée morte naturellement, ressuscita deux jours après. Pineau rapporte, qu'en 1773, un curé, âgé de cent un ans, fut pris pour mort sans avoir été malade, et qui, vingt-quatre heures après, lorsque le clergé vint pour enlever son corps, se réveilla et demanda à manger; et qui a continué ses fonctions.

§ XXXVIII.

Asphyxies occasionées par les différentes constitutions du corps.

Les anciens ont confondu les constitutions et les tempéramens sous le titre de tempéramens, et les modernes ne sont pas encore sortis de cette confusion. Cependant, ce sont deux états de l'homme bien différens. Les constitutions sont les différentes compositions du corps; et les tempéramens sont leurs différentes manières d'agir sur le corps et l'esprit, suivant les différences de leurs facultés vitales.

Les constitutions du corps sont propres à ses

fluides, à ses solides et aux organisations de ses membres.

I. Le sang et les autres humeurs doivent être, pour l'entretien de la vie et de la santé, purs, composés d'élémens propres à chacun, et en quantité proportionnelle entre eux et avec les organes. Lorsqu'ils pèchent sous quelqu'un de ces rapports, ils produisent des maux et maladies asphyxiantes, et même l'asphyxie; surtout le sang, qui est la source des humeurs, par sa surabondance et pléthore, ou sa paucité.

On ne doit pas moins se mettre en garde contre l'excès de graisse, nommé *corpulence* et *obésité*, et contre son défaut ou la maigreur, et le marasme. L'un et l'autre vices deviennent asphyxians et même mortels. On doit toujours travailler à se maintenir, par le régime et l'exercice, dans cet état moyen qui se nomme *embonpoint*, et qu'on regarde comme l'état et le signe de pleine santé.

II. Les différentes constitutions des solides ou organes doivent se déduire de la texture de leurs fibres, de leur solidité ou de leur délicatesse, de leurs volumes: les plus purs, et du meilleur tissu, sont les plus propres à leur action et à la santé; et leurs défauts sont des dispositions aux maux et maladies asphyxiantes. Par exemple, les personnes d'une constitution délicate sont plus disposées à l'asphyxie et aux maladies asphyxiantes, et aussi au rappel à la vie, que celles d'une constitution solide et robuste. Celles qui joignent à la délicatesse, l'irritabilité musculaire et nerveuse à un haut degré, comme tant de femmes, sont, pendant toute leur vie, mises souvent dans un état voisin de l'asphyxie, par les actions des agens extérieurs et intérieurs, si elles ne s'exercent pas à opposer continuellement les forces de l'âme aux actions mécaniques du corps.

III. Par organisation, on doit entendre les

jointures des membres et des organes entre eux, au moyen principalement des ligamens des os et des tendons et aponévroses des muscles.

Dans le nouveau-né, l'organisation est encore informe ; mais elle se développe et prend des formes variées, par les exercices qui moulent les membres. Si elle se forme régulièrement, des manières les plus propres aux actions et réactions des muscles et des os, elle constitue l'organisation régulière ou belle nature, le grand instrument de la vie et de la santé. Si elle se développe irrégulièrement et par des manières vicieuses, elle forme des difformités organiques, qui sont des maux générateurs de maladies particulières ou générales.

Glisson, trop fameux médecin anglais du milieu du dix-septième siècle, a donné le nom de *rachitis*, ou de *maladie de l'épine*, à la déviation de la colonne vertébrale, et aux difformités de la poitrine, qui en sont les suites. Il en a donné une fausse théorie, lui a opposé des moyens curatifs non indiqués ou contre-indiqués ; et ils sont encore généralement suivis.

Ces vices de la charpente de la poitrine déforment et défigurent les viscères de cette capacité et du ventre, la moelle de l'épine, et même le cerveau. Leurs jeux embarrassés donnent lieu à une faiblesse générale, à des oppressions et des difficultés de respirer, et à bien d'autres symptômes asphyxians, et quelquefois mortels. Le bossu en est tourmenté toute sa vie, et finit par y succomber, s'il n'y remédie pas.

On n'a encore que de fausses idées sur la nature de ces genres de difformités, et que des moyens déformans pour y remédier. J'ai imaginé un nouvel art, pour développer la belle nature, qui en est le grand préservatif ; et avec le célèbre Tiphaine, le plus habile bandagiste que la France ait eu, un nouvel art de rectifier l'épine et les membres difformes, et de préserver des asphyxies et maladies asphyxiantes qui en sont les effets, au moyen de mouvemens appropriés et de machines élastiques et mobiles, d'une nouvelle invention. Mais ce n'est pas ici le lieu de les décrire.

§ XXXIX.

Asphyxies occasionées par les tempéramens.

Hippocrate, le père de la médecine dogmatique, fondée sur l'expérience et la raison, et les anciens médecins de son école, avaient établi et décrit quatre tempéramens, qu'ils avaient désignés par les noms de *sanguin*, *flegmatique*, *bilieux* et *mélancolique*; parce qu'ils les croyaient formés par leurs quatre humeurs générales, le sang, le flegme ou la pituite, la bile jaune et la bile noire: mais il n'y a que le sang qui soit une humeur générale; et la bile noire, ou mélancolie, est une chimère. Du moins, ils ont bien décrit les trois premiers, et même le quatrième, ou la mélancolie, qui est une vraie maladie.

Des modernes, les uns suivent encore cette antique distinction; les autres y ont reconnu des défauts et des vices, et lui ont substitué des systèmes, mais qui n'entrent point dans la vraie notion de tempérament.

Les tempéramens dérivent du sang, et diffèrent par les propriétés des élémens dont il est composé; ils sont au nombre de quatre: sa partie globuleuse rouge, qui est le sang proprement dit; sa partie globuleuse blanche, ou lymphe globuleuse; sa partie fibreuse blanche, ou lymphe fibreuse; et sa sérosité qui en est le véhicule. Ces quatre parties sont intimement unies par la fermentation sanguine : et par leurs différentes combinaisons et proportions, les facultés vitales prennent plus ou moins de ton et de chaleur, qui sont les premiers ressorts de toutes les fonctions.

D'après ces observations, on peut distinguer cinq tempéramens : le moyen, tempéré ou parfait, dans lequel les fibres organiques sont dans le degré moyen de ton le plus propre à l'exercice des fonctions ; et quatre plus ou moins imparfaits, savoir : le trop tonique et chaud, dit sanguin ; et le très-tonique et très-chaud, dit bilieux ; le trop peu tonique et froid, anonyme ; et le très-peu tonique, dit flegmatique, ou pituiteux très-froid.

Plus le tempérament est tonique et contractile, et plus on est disposé à l'asphyxie et aux maladies asphyxiantes ; mais aussi au rappel à la vie : et réciproquement.

§ XL.

Asphyxies et résurrections volontaires.

Des écrivains anciens et des modernes rapportent des exemples de personnes qui avaient acquis le singulier et dangereux talent de s'asphyxier et de se ressusciter à leur gré ; c'est-à-dire, d'arrêter leur pouls, leur respiration, leurs sentimens extérieurs, et tous les mouvemens de leurs membres ; et de les reprendre ensuite volontairement. Ils en citent qui ne sont pas revenus de cette singulière asphyxie. Ces observations prouvent que ceux qui se ressuscitaient, avaient conservé le sens intérieur ; et que ceux qui se sont laissés mourir, l'avaient perdu. Sans doute, ces derniers seraient les plus aisés à ressusciter par le traitement général ; car il est bien certain qu'ils étaient bien vivans, et que leur asphyxie était simple.

§ XLI.

Succession des agens asphyxians, dans le cours de l'année naturelle, par saisons, mois et jours.

Les agens et les causes de la plupart des asphyxies et des maladies asphyxiantes se succèdent assez régulièrement pendant le cours de l'année naturelle, dans l'ordre des saisons, des mois et même des jours, en chaque climat et lieu ; et il est nécessaire de connaître cette succession, pour se prémunir contre ces accidens asphyxians et meurtriers. Il serait même très-utile de les annoncer au peuple des villes et des campagnes, au commencement de chaque saison et de chaque mois ; particulièrement au prône, ainsi que le docteur Gardane l'a recommandé; afin que chacun prît les précautions requises, et qu'on ne s'en laissât pas surprendre par ignorance et imprudence, comme il arrive journellement.

Nous avons donc cru devoir en esquisser ce tableau. Nous ne prendrons pas cette succession dans l'année civile, parce qu'elle n'en donne pas les vraies dates : nous la prendrons dans l'année naturelle. Nous n'en distinguerons pas les mois par les noms civils usités, parce que ces noms sont insignifians. Les vrais mois naturels sont les signes du zodiaque, dont les noms sont assez significatifs ; et nous leur joindrons les noms du dernier calendrier français, qui le sont encore davantage, et indiquent les vrais pronos-

tes salutaires. Ces différences vont être marquées sur le méridien et la latitude de Paris, la capitale de la France.

L'année naturelle est l'espace de temps que la terre emploie à faire sa révolution autour du soleil; et pendant laquelle il jette sur les climats et les horizons du globe, différentes influences salutaires ou morbifiques, qui recommencent, continuent, et diminuent, ou font même cesser la végétation et l'animation des végétaux et des animaux, en augmentant ou diminuant leurs facultés et forces vitales.

I. L'année naturelle commence, dans l'hémisphère septentrional, au milieu du solstice des jours courts, au nombre de neuf, pendant lesquels le soleil se lève, à Paris, à huit heures cinq minutes, et se couche à quatre heures cinq minutes. Sa durée est de trois cent soixante-cinq jours, et six heures, plus onze minutes. Son cours se divise en quatre saisons : l'hiver, le printemps, l'été et l'automne; chaque saison en trois mois de trente jours et quelques heures; et chaque jour en vingt-quatre heures.

La division des quatre saisons se règle sur les solstices et sur les équinoxes du printemps et de l'automne. Nous en fixons les commencemens de chacune, ainsi que de chaque mois naturel, au 21 de chaque mois civil, pour y comprendre les jours complémentaires, et soulager la mémoire. Ainsi, nous commençons l'hiver le 21 décembre; le printemps, le 21 mars; l'été, le 21 juin, au milieu du solstice des jours longs, au nombre de neuf, pendant lesquels le soleil se lève à trois heures, cinquante-sept minutes, et se couche à huit heures, trois minutes; et l'automne, le 21 septembre. Dans les deux équinoxes, le soleil se lève et se couche à six heures; ce qui y rend le jour et la nuit égaux sur toute la surface de la terre.

II. L'hiver ne présente dans nos climats que neiges, gelées, brouillards, pluies et vents froids. Le froid extrême peut y jeter dans l'asphyxie ou des maladies asphyxiantes. On cherche à s'en garantir au moyen des foyers; mais nous avons fait voir que les charbons, leurs braises, et les bois enflammés, jettent dans ces accidens. On doit même se méfier de la trop grande quantité de lumières qu'on tient allumées pendant les longues nuits, pour suppléer à celle du soleil. Dans l'usage des uns et des autres, il faut se prémunir contre la grande raréfaction de l'air trop échauffé, et contre les gaz ou vapeurs carboniques.

Le meilleur moyen de s'échauffer est le mouvement; et il faut profiter des jours secs, sereins et paisibles, pour s'en procurer par des promenades à l'air libre. L'hiver est aussi la saison des danses de société; mais elles exposent à des passages subits de chaleur au froid, qui sont asphyxians.

Si l'on voyage, on se trouve provoqué au sommeil par le froid. Il faut bien se donner de garde de s'y livrer, parce-qu'il jette dans l'asphyxie; il faut le vaincre par de plus grands mouvemens.

L'hiver est la saison des rhumes, qui y deviennent épidémiques, et dont les plus violens se nomment *catarrhes suffocans*. Des observateurs ont remarqué qu'à Paris ils enlèvent autant de citoyens, que la peste à Constantinople. On doit donc prendre toutes les précautions pour s'en garantir, et pour les guérir promptement, quand on en est pris.

Enfin, la grande indication pendant l'hiver, est de s'y faire un printemps artificiel par tous les moyens qui sont à notre disposition.

1°. Le premier mois de l'hiver est celui du signe

du *Capricorne*, *nivose*, qui s'étend depuis le 21 décembre jusqu'au 20 janvier; c'est le mois de l'hiver le plus asphyxiant par les neiges et les glaces; mais aussi ces deux sortes de matières sont les premiers agens anti-asphyxiques contre le froid excessif.

2°. Le second mois est le *Verseau*, *pluviose*, depuis le 21 janvier jusqu'au 20 février; le 1er. pluviose ou 21 janvier, le soleil se lève à sept heures trente-trois minutes, et se couche à quatre heures vingt-sept minutes. On doit se prémunir contre les effets asphyxians des gelées qui y continuent souvent, ou contre les pluies froides et contre les exhalaisons des terrains souvent inondés lorsque les eaux se retirent.

3°. Le troisième mois est les *Poissons*, *ventose*, depuis le 21 février jusqu'au 20 mars; le 1er. ventose ou 21 février, le soleil se lève à six heures quarante-cinq minutes, et se couche à cinq heures seize minutes. Les influences asphyxiantes y continuent souvent: les vents, quelquefois très-froids, dont on est agité, peuvent produire des maladies asphyxiantes et transporter des épidémies et des endémies; mais ventose est moins caractérisé par les vents, que par ces ondées subites courtes et répétées de pluies, de neige, de grêles solides ou fondues et froides, qui se nomment *guilées* ou *giboulées de mars;* et ce mois aurait peut-être été mieux nommé *giboulose*.

III. Le printemps élevant la température à un degré moyen, est le plus favorable à la santé, et il ramène la joie, les plaisirs et les amours; c'est la saison où l'on doit le plus se livrer aux exercices réglés et en plein air, aux promenades et aux voyages; cependant on doit s'y prémunir contre les froids du matin et ceux du soir ou le serein, contre les exhalaisons de la terre et contre les révolutions subites pendant le jour et la nuit.

C'est au printemps qu'on réserve communément les travaux pour le curage des puisards et des puits, pour le nettoyage des fosses et des voiries, pour les vidanges des fosses d'aisance, des mares et des marais, pour le délaiement des terres : et tous ces travaux occasionent des exhalaisons méphitiques, dont doivent se garantir non-seulement les ouvriers qui s'en occupent, mais encore les voisins de ces foyers de putréfaction et de contagion.

1°. Le premier mois du printemps est le *Bélier, germinal*, depuis le 21 mars jusqu'au 20 avril : il commence à nous donner des productions fraîches de la nature, plus salubres que les sèches consommées pendant l'hiver ; particulièrement des herbes et des légumes ; mais c'est le mois dans lequel la température plus haute et plus variable, élève de la terre plus d'exhalaisons et de mofettes, dont il faut savoir se préserver. Il produit principalement des fièvres intermittentes, des suppressions de transpiration et autres maladies asphyxiantes.

2°. Le second mois est le *Taureau, floréal*, depuis le 21 avril jusqu'au 20 mai : le 1er germinal ou 21 avril, le soleil se lève à cinq heures et se couche à sept heures ; c'est le mois des fleurs ; mais c'est dans les parterres qu'il faut se repaître de leurs vues et de leurs parfums ; car les odeurs fortes les plus suaves, accumulées dans des appartemens, ont quelquefois changé un doux sommeil en un sommeil d'asphyxie ou de mort : c'est aussi le principal mois des plaisirs et des amours ; mais en s'y livrant avec excès et sans règle, on se creuse soi-même son tombeau.

3°. Le troisième mois, est les *Gémeaux, prairial*, depuis le 21 mai jusqu'au 20 juin : le 1er. jour de prairial ou le 21 mai, le soleil se lève à cinq heures seize minutes et se couche à sept heures quarante-cinq minutes ; c'est le mois qui par sa chaleur fort élevée, donne la maturité aux herbes des prairies; et alors leurs exhalaisons deviennent plus pénétrantes et plus asphyxiantes. La nature y produit aussi les premiers fruits, qui sont acides ou sucrés, rafraîchissans, antiputrides et antidotes de ces chaleurs; mais leur excès diminue les forces vitales, surtout celles des voies digestives.

IV. L'été est la saison des plus grandes chaleurs et la plus asphyxiante par leurs ardeurs; elles donnent lieu souvent à l'insolation, aux fièvres ardentes et autres maladies asphyxiantes. On cherche à les tempérer par plusieurs moyens; le plus usité et le plus efficace est le bain, dont l'excès entraîne la faiblesse et d'autres accidens; c'est le temps des exercices de la natation, qui exposent les imprudens et les téméraires à l'asphyxie de submersion ou des noyés.

Ce qu'on a le plus à craindre l'été, c'est l'asphyxie ou la mort subite par la foudre; mais le docteur Francklin a indiqué des moyens de s'en préserver.

Il arrive quelquefois après un grand orage, que la température baisse tout à coup de cinq degrés et même plus; alors on sent plus ou moins de froid, quoique la température soit encore élevée; et ce froid peut arriver à un degré asphyxiant: on peut alors s'échauffer par une chaleur douce: une forte serait peut-être plus nuisible qu'en tout autre temps.

Pendant les grandes chaleurs on court plus de danger de tomber en quelque maladie asphyxiante et même dans l'asphyxie, par les rassemblemens et les foules, dans les églises, les salles de spectacles et autres lieux, et même en rase campagne, par les émanations des caveaux ouverts et par toutes les mofettes.

On recommande encore de surveiller les chiens

enragés avec plus de précautions en été que dans les autres saisons ; mais nous reviendrons sur cette maladie regardée comme contagieuse.

1°. Le premier mois de l'été est le *Cancer* ou l'*Ecrevisse*, *messidor*, le mois des premières moissons, depuis le 21 juin jusqu'au 20 juillet ; les moissonneurs et les voyageurs y sont surtout exposés à l'insolation, etc.

2°. Le second mois est le *Lion*, *thermidor*, depuis le 21 juillet jusqu'au 20 août ; le 1er. de thermidor ou le 21 juillet, le soleil se lève à quatre heures seize minutes, et se couche à sept heures quarante-trois minutes. Thermidor, le mois des grandes chaleurs, est ce qu'on a nommé les jours *caniculaires* ; on doit en redouter les influences, parce que ce sont ordinairement ceux des chaleurs les plus ardentes ; mais non à cause des influences malignes que la superstition des anciens leur a attribuées, et que le préjugé et la routine perpétuent chez les ignorans.

3°. Le troisième mois est la *Vierge*, *fructidor*, le mois des fruits, depuis le 21 août jusqu'au 20 septembre : le 1er jour de fructidor ou le 21 août, le soleil se lève à cinq heures et se couche à six heures 59 m. Ce mois commence à amortir la chaleur et produit les fruits charnus, adoucis et rafraîchissans, mais putrescibles, dont l'usage immodéré peut être aussi morbifiant et même asphyxiant, que le bon usage de ceux qui sont bien mûrs peut être salubre.

V. L'automne est un hiver renversé par le décroissement de ses mois, qui produit des effets analogues à ceux des mois croissans du premier hiver. En effet on a à y craindre les maladies asphyxiantes et les asphyxies causées par les mofettes des eaux qui s'écoulent après les grandes pluies ou qui croupissent ; de celles qui s'infiltrent des fosses d'aisance, des puisards, des cimetières, et qui se réunissent dans des caves et d'autres lieux profonds, etc.

L'automne est la saison de la confection des vins, des cidres et autres boissons fermentées; et l'on a à y redouter les vapeurs asphyxiantes produites par les fermentations.

1°. Le premier mois de l'automne, qui s'étend depuis le 21 septembre jusqu'au 20 octobre, est nommé *la Balance* et *vendémiaire*, le mois des vendanges; il aurait peut-être été mieux nommé *sérénaire*, parce que c'est ordinairement le mois où l'atmosphère est la plus pure, la plus sereine, la mieux tempérée, et par conséquent la moins asphyxiante.

2°. Le second mois est *le Scorpion*, *brumaire*, le mois des brumes ou brouillards, depuis le 21 octobre jusqu'au 20 novembre. Son premier jour, le 21 octobre, le soleil se lève à six heures quarante-une minutes, et se couche à cinq heures treize minutes. Les brouillards froids commencent à y faire sentir les influences morbifiques et asphyxiantes du froid par des suppressions de transpiration, des congestions d'humeurs, des rhumes, etc.; il faut donc commencer à s'y prémunir contre les intempéries froides, par des vêtemens chauds, par des combustibles modérément brûlés, etc.

3°. Le troisième mois est *le Sagittaire*, *frimaire* ou des frimas, depuis le 21 novembre jusqu'au 20 décembre. Le premier jour du mois de novembre, le soleil se lève à sept heures trente-cinq minutes, et se couche à cinq heures vingt-trois minutes. Les gelées blanches qui annoncent l'hiver, ou les gelées qui le devancent quelquefois, ou les brouillards épais, et des pluies froides et abondantes, sollicitent à prendre plus de précautions préservatives contre les maladies asphyxiantes, dans ce mois que dans les autres.

VI. Les jours mêmes qui se succèdent, inspirent par les variations de leur température aux différentes heures, par celles qu'elles produisent sur les fonctions vitales, surtout sur le pouls, par le nombre des repas grands et petits qu'on y prend, par les travaux de l'esprit et du corps qui en occupent le loisir, des considérations importantes, relativement à notre objet, qui pourtant ne le sont point assez, pour nous arrêter ici.

§ XLII.

Indications des agens asphyxians à éviter en chaque lieu.

Il n'est aucun lieu sur toute la surface du globe terrestre, qui ne soit muni de différens agens de vie, de santé, de maladies, d'asphyxies et de mort; et où les habitans ne suivent constamment des usages qui produisent les mêmes effets. Les médecins doivent donc les observer et les leur faire connaître. C'est une importante vérité qui avait enflammé le zèle d'Hippocrate; il l'a développée dans son bon livre *sur l'air, les lieux et les eaux; de aere, locis et aquis;* mais dans tous les siècles écoulés après lui, on n'avait pas songé à le perfectionner et à en faire usage, lorsqu'au milieu du dix-huitième siècle, Richard, premier médecin des camps et armées de Louis XV, y pensa le premier. Chargé de la correspondance des hôpitaux militaires de France, il invita ses correspondans à joindre à leurs observations, des *Mémoires topographiques* de leurs villes; on lui en envoya; et ce nouveau genre de travail a été continué par des médecins savans et zèlés.

Richard m'adjoignit à ce travail; j'ai été le seul

éditeur du premier volume de cette correspondance qui a paru en 1766, et l'auteur de la préface et du *Plan de ces topographies ;* je n'y suis pourtant pas nommé : *sic vos, non vobis, mellificatis, apes.* Depuis ce travail de ma jeunesse, je me suis occupé de l'art de construire les topographies médicinales des lieux, pour en construire une géographie médicinale de la France ; mais mon objet me borne ici aux indications des agens asphyxians qui s'y trouvent dispersés.

On doit les rechercher dans les différentes températures des lieux, leurs atmosphères, les vents qui y soufflent successivement, leurs torrens et leurs eaux stagnantes et courantes, leurs productions naturelles et artificielles; et dans les régimes, les occupations habituelles et les usages de leurs habitans ; dans leurs constitutions, tempéramens, connaissances et industrie, génies et caractères, etc. Les topographies doivent en être des tableaux fidèles et exacts.

Les eaux y demandent des considérations particulières ; surtout où il s'en trouve d'abondantes. On devrait y établir des bains publics, une école de natation et des secours toujours prêts pour y rappeler les noyés à la vie : il serait bien utile d'y faire annuellement des démonstrations publiques sur tous ces objets.

§ XLIII.

Fièvres putrides, considérées comme asphyxiantes.

Ce pourrait être ici le lieu de parler des maladies asphyxiantes ; mais mon objet les réserve pour les gens de l'art. Je me borne ici à deux exemples de maladies terribles, redoutées par tous les citoyens ; qui ont été mal décrites, et que l'on combat par des moyens meurtriers.

Les fièvres putrides sont des maladies produites par la putréfaction née en nous, ou que nous recevons du dehors, qui sont toujours contagieuses et souvent épidémiques : comme telles, elles ont fait dans tous les pays et dans tous les temps, des ravages si dépopulateurs, qu'on les a redoutées presque autant que la peste ; elles ont des symptômes et des agonies asphyxiantes d'espèces différentes.

Dans tous les temps on a cherché à détruire les putridités qui sont les causes de ces fièvres ; mais il est actuellement reconnu que tous les parfums employés à cette fin, ne font que de masquer l'odeur ; mais en 1773, Guyton-Morveau, très-habile chimiste, a découvert le vrai destructeur de ce méphitisme qui est un sûr préservatif des asphyxies et des fièvres putrides. Nous en avons donné la formule.

Les anciens médecins s'étant fait une fausse idée des maux et maladies de putréfaction, ne les ont combattus que par de faux antidotes, anti-putrides, anti-pestilentiels, tous incendiaires et putréfians ; mais au milieu du dix-huitième siècle, le célèbre Pringle, premier médecin des armées britanniques, a, le premier, bien décrit la fièvre putride épidémique ; il en a même indiqué les vrais spécifiques curatifs, dans les doux évacuans et dans les acides ; mais il leur a joint de prétendus anti-putrides des anciens et des nouveaux, qui détruisent les bons effets de ceux-là. Des écrivains ont prétendu perfectionner sa méthode, et l'ont rendue encore plus meurtrière ; je pourrais démontrer ces paradoxes par l'analyse critique des *instructions* publiées par un ministre, en février 1814, pendant que des épidémies putrides faisaient des ravages épouvantables.

Je crois avoir découvert la nature et le vrai traitement curatif des fièvres putrides ; j'ai même démontré plusieurs fois son efficacité d'une manière éclatante ; j'espère pouvoir en donner une description juste et complète.

§ XLIV.

Hydrophobie et rage, considérées comme asphyxiantes.

On a désigné et l'on désigne encore par les deux noms d'*hydrophobie* et de *rage*, comme un seul mal, deux maladies toutes différentes, et qui toutes deux sont asphyxiantes.

L'hydrophobie ou l'horreur pour l'eau et pour tous les fluides, naît spontanément et physiquement de l'inflammation des organes de la gorge et du canal alimentaire. Elle constitue un genre de maladie, et devient un symptôme de bien des maladies, par sa nature et ses effets.

La rage est un délire, le plus souvent furieux ou frénétique, qu'on attribue, depuis le premier siècle de l'ère vulgaire où l'on a commencé à l'observer, à la morsure d'un chien ou autre animal enragés, dans lesquels on suppose un virus canin ou rabiéique, et dans lequel l'hydrophobie se trouve souvent, mais non toujours.

Le savant et judicieux docteur Bosquillon a démontré, par bien des argumens, que la rage n'est pas une maladie spécifique dans le chien; que le virus rabiéique est une chimère, et que la rage ne naît dans l'homme, que par la terreur contractée dès l'enfance à l'égard des chiens féroces par instinct, et soutenue par les descriptions terribles de la prétendue rage. Malheureusement, sa dissertation évidente n'a pu lutter, avec avantage, contre les préjugés généraux et enracinés; mais on peut la confirmer par de nouveaux raisonnemens, fondés sur une multitude d'observations authentiques.

Mais quoique la rage soit une maladie imaginaire, elle n'en est pas moins réelle, asphyxiante par ses symptômes, et le plus souvent mortelle par ses suites. C'est une manie, une zoanthropie, une cynanthropie, etc. Son préservatif ne peut résider que dans sa notion juste : on ne l'a encore traitée qu'empiriquement; mais j'espère en donner un traitement fondé sur les indications tirées de ses symptômes.

§ XLV.

Remèdes et instrumens de l'Asphyxiatrique.

Les remèdes et les instrumens asphyxiatriques, dont nous avons indiqué les plus nécessaires, ne sont pas en grand nombre; mais ils doivent se trouver réunis et toujours prêts chez tous les officiers de santé.

Le philanthrope Pia avait réuni tous ceux qu'il a crus nécessaires pour le traitement des noyés, dans la *boîte entrepôt* de son invention. Elle est encore d'usage à Paris et dans d'autres lieux; on s'en est servi quelquefois avec succès sur différentes espèces d'asphyxiés; mais elle contient des ustensiles qui ne sont utiles que dans les lieux publics; et elle manque de remèdes et d'instrumens généralement nécessaires.

D'après ces observations, je proposerai une *trousse asphyxiatrique*, dont tout homme de l'art devrait être muni.

§ XLVI.

Choix d'observations asphyxiatriques imprimées, des plus instructives.

L'asphyxiatrique est fondée sur la mécanique du corps humain, et sur plus de six mille observations, dont un très-grand nombre sont détaillées; mais je dois me borner ici à prouver en général les principes et les procédés que j'ai établis, par un nombre suffisant d'observations probantes. Commençons au cinquième siècle d'avant l'ère vulgaire, qui a amené les premiers fondemens de l'asphyxiatrique.

1°. Empédocle et Héraclite de Pont, en ont esquissé les premiers ouvrages, sur l'observation de femmes hystériques devenues asphyxiées pendant sept jours. Voyez *l'Histoire de la Médecine de Leclerc.*

2°. On lit dans *la République de Platon*, que dix jours après une bataille, lorsqu'on vint pour enterrer les morts, on trouva que le corps d'un nommé *Erus*, n'était pas corrompu, qu'on le porta dans sa maison, et que deux jours après, il revint à lui sur le bûcher.

3°. Suivant Celse et Apulée, Asclépiade, le premier médecin qu'il y ait eu à Rome dans le dernier siècle de l'ère ancienne, voyant porter un corps en terre, crut lui trouver des signes de vie, le fit porter chez lui, et l'y ressuscita sur-le-champ.

4°. Pline, et d'autres écrivains romains, citent des exemples de réputés morts, ressuscités chez eux, pendant leur convoi, et sur le bûcher.

5°. L'empereur Zénon l'Isaurien, sujet à des accès d'épilepsie, fut réputé mort dans l'an 491. L'impératrice Ariadne, son épouse, le fit mettre dans le tombeau. Bientôt l'empereur fit connaître qu'il était bien vivant, par des cris qui furent entendus de ses gardes. On eut la cruauté de l'y laisser mourir. Quelques mois après, on eut occasion de rouvrir le tombeau, et l'on reconnut qu'il avait dévoré de ses membres, et même de ses pantoufles. Je pourrais citer bien des exemples de souverains, de princes et de grands, victimes de leur insouciance sur la garde des morts et les sépultures.

6°. On lit dans une lettre du cinquième siècle, attribuée à saint Cyrille, qu'un prêtre nommé *André*, très-dévot à saint Jérôme, ressuscita, pendant qu'on faisait son convoi à Rome; et rapporta comment saint Jérôme obtint au tribunal de Dieu, que son âme fût renvoyée dans son corps. Depuis ce monument, jusqu'au *Pédagogue chrétien*, publié par les Jésuites vers 1636, des histoires et des légendes donnent des récits de ressuscités, narrateurs de ce qu'ils avaient vu et entendu dans le paradis ou le purgatoire.

7°. Dans le dixième siècle, Rhazès, l'un des premiers médecins Arabes dont nous ayons des écrits, vit, dans une rue de Cordoue, en Espagne, un mort qu'on portait en terre, le fit arrêter, le ressuscita au moyen de coups de baguette. Voyez *Freind*.

8°. En 1200, la mère de saint Raimond Nonate, mourante d'une longue maladie pendant sa grossesse, recommanda qu'on lui fît l'opération césarienne après son trépas. Ses médecins et ses chirurgiens s'y refusèrent opiniâtrément; mais un vicomte, de ses parens, venu trois jours après pour ses obsèques, ouvrit le côté de sa parente avec son poignard, et retira un enfant vivant, qui a honoré l'Eglise par sa sainteté. Voyez *Cangiamila*.

9°. Aussitôt que l'usage de l'imprimerie s'est établi sur la fin du XVe siècle, on a publié des récits de résurrections, et l'on n'a pas cessé d'en publier depuis, un nombre prodigieux. En voici un bien fameux du XVIe siècle.

Madame de Civille, morte enceinte, fut inhumée pendant l'absence de son mari. Celui-ci revenu le lendemain la fit exhumer; et par l'opération césarienne on retira un enfant vivant. Il a été élevé; et devenu officier, il a été lui-même mis encore deux fois parmi les morts et couvert de terre : et dans tous ses actes il signait : *de Civille trois fois mort, trois fois enterré et trois fois ressuscité par la grâce de Dieu.*

10°. Au commencement du dix-septième siècle l'illustre Bâcon de Vérulam cita des exemples de résurrections et d'inhumations de personnes vivantes, dans son *Traité de la vie et de la mort.*

11°. Peu de temps après, un jeune romain retiré noyé de l'eau où il avoit été submergé pendant une heure, fut porté sur le tombeau d'un serviteur de Dieu, et y revint à la vie. Le peuple enthousiasmé demanda la canonisation de l'homme de Dieu; mais le savant Zacchias, médecin du pape, consulté, répondit que non-seulement cet événement ne pouvait être regardé comme un miracle, mais pas même comme fort surprenant; parce qu'il est certain qu'un grand nombre de noyés et d'autres sont revenus à la vie, après avoir été submergés ou suffoqués d'autres manières pendant quelques heures, un jour et même trois. V. *Zacchias.*

12°. Au commencement du dix-huitième siècle, l'épouse d'un anglais, officier de la reine Anne, étant trépassée subitement, son mari, qui l'adorait, la fit garder dans son lit, et s'opposa fortement à son inhumation, avant un commencement de putréfaction. Le huitième jour, pendant qu'il la baignait de ses larmes, elle se leva sur son séant au son des cloches de sa paroisse, en disant : *voilà l'office qui sonne; partons.* Elle a vécu plus de 30 ans après sa résurrection. V. *Bruhier.*

13°. La femme d'un maître d'armes de Lyon, sujet à des morts apparentes, l'accompagna à Grenoble. Il y tomba dans cet état. On proposa de l'inhumer; mais sa tendre épouse voulut ramener son corps à Lyon; et en chemin des cahots de la voiture l'ayant ranimé, elle le ressuscita tout-à-fait par ses soins. Depuis, il fit seul un voyage à Valence. Son épouse apprend qu'il y avait été inhumé. Elle y court en poste. Elle engage le fossoyeur à lui ouvrir le caveau; elle y trouve son bien aimé vivant, et le ramène. V. *Bruhier.*

14°. Madame Fournier de Fontenay-le-Comte a rapporté au docteur Pineau, que son fils âgé de quatre ans, s'étant noyé dans une cuve pleine d'eau et ayant été enseveli, elle le rappela à la vie par des secours qu'elle lui continua constamment pendant plus de deux jours, contre les représentations de son chirurgien et de bien d'autres; de plus qu'elle avait pareillement ressuscité sa fille âgée de quatre ans et demi, réputée morte et ensevelie après une suffocation dans une violente coqueluche qui avait duré quatre mois et demi. V. *Pineau.*

15°. Rondeau, célèbre médecin à Dijon, apprend la mort de son père à Avalon. Ce tendre fils court à lui, et arrive pendant qu'on se disposait à la sépulture: il le fait remettre au lit; et par les secours qu'il lui administra, il eut la ravissante satisfaction de lui rendre la vie. V. *Pineau.*

16°. Brucelles, épicier à Poitiers, tomba tout à coup pendant un souper, dans cet état qualifié du titre de mort subite. On employa deux jours entiers à faire sur lui des épreuves de mort, et à employer tous les moyens imaginés pour le ranimer. A force de le tirailler, on lui disloqua les petits doigts des mains, on lui brûla la plante des pieds. Rien ne faisant effet, on se disposait à le mettre dans le cercueil, lorsque quelqu'un proposa de le saigner des quatre membres à la fois; on l'exécuta, et sur-le-champ le prétendu mort reprit connaissance; il assura qu'il avait entendu distinctement tout ce qu'on avait dit, et que sa seule peine était qu'on l'enterrât en cet état. V. *Pineau.*

17°. Vers 1726, Madame de Sourdis, religieuse à Fontenay-le-Comte, tomba sous les apparences de la mort, après quelques jours de maladie; et on la mit dans un cercueil: mais son médecin qui l'avait vue dans sa maladie, de retour d'un voyage, déclara qu'elle n'avait pu en mourir. Il la fit remettre dans son lit, et lui donna des secours qui lui rendirent la vie; et pendant trente ans, elle a toujours assuré qu'elle avait entendu très-distinctement tout ce qu'on disait. V. *Pineau.*

18°. Vers mars 1744, on avertit M. le procureur général du parlement de Paris, qu'à la conciergerie on avait trouvé à quatre heures du matin une prisonnière morte. Le docteur Boyer qui la visita vers midi, la trouva toute habillée sur sa couchette, les bras étendus, roides comme des pieux; tout le corps froid comme un marbre. Il la tirailla et lui tordit la peau en plusieurs endroits, et la rappela à la vie, principalement au moyen d'un linge imbibé d'esprit de sel ammoniac qu'il lui mit sous le nez, dont il lui frotta les lèvres, et dont il fit couler des gouttes dans sa bouche. V. *Bruhier.*

19°. Merville, trompette, cru mort d'une fièvre maligne pourprée en 1746, fut enterré dans un cimetière de Dublin; à ses cris qu'on entendit du voisinage de sa fosse, on le déterra vingt-cinq heures après. On le trouva couché sur le ventre, les épaules déchirées par des pointes de clous et baignant dans son sang. Il respirait encore, et son visage présentait des mouvemens convulsifs ; mais il mourut un quart d'heure après, d'hémorragie. V. *Pineau.*

20°. Vers 1740 un riche provincial vint à Paris, et logea dans la rue de la Parcheminerie. Bientôt il tomba tout à coup dans un sommeil léthargique si profond, qu'on l'enterra dans le cimetière de St.-Severin. Son domestique, qu'il avait envoyé hors de Paris, ne revint que deux jours après l'enterrement. Sachant qu'il était sujet à cette maladie, il voulut le faire exhumer ; mais il ne put en obtenir la permission qu'après avoir couru toute la journée. On l'exhuma devant un commissaire, qui en dressa procès verbal. On le trouva encore respirant ; mais il expira de nouveau peu de temps après en rendant beaucoup de sang par la bouche. V. *Pineau.*

21°. On lit dans la description de l'exhumation de la grande église de Dunkerque, faite sur la fin du dernier siècle, par Hecquet, habile chirurgien, et publiée par ordre du gouvernement, qu'on avait trouvé dans un cercueil un mort couché sur un côté, la tête, les mains et les genoux portant sur un côté du cercueil, et le derrière et les pieds sur l'autre, dans l'attitude d'un homme qui avait fait de violens et vains efforts pour briser la prison où on l'avait mis vivant.

22°. L'illustre Winslow nous apprend dans sa thèse de 1740, sur l'incertitude des signes de la mort, que deux fois il avait été enseveli lui-même, d'après le jugement de médecins ; une fois dans son enfance, et l'autre dans sa jeunesse : et il est mort à 91 ans, avec la crainte d'être enterré vivant.

23°. On lisait, il y a quelques années dans le journal de Paris, qu'un philosophe de Londres, avait toujours été tourmenté de la crainte d'être enterré vivant ; qu'il en fut rassuré par une célèbre actrice, son amie : qui lui promit de faire garder son corps, jusqu'à la putréfaction ; mais que celle-ci ayant appris à quelques lieues de cette ville, qu'il était mort et enterré, accourut, le fit exhumer ; et qu'on trouva qu'il avait subi cet horrible malheur.

24°. Le célèbre abbé Prévôt fut trouvé, en 1763, au pied d'un arbre dans la forêt de Chantilly, sans apparence de vie. La justice s'empressa de le faire ouvrir, et il ressuscita sous le couteau du chirurgien ; et ne rouvrit les yeux que pour voir l'affreux spectacle de la mort, dont l'ignorance indifférente et cruelle le frappait. V. les *Biographes*.

25°. On cite aussi des personnes qui ont été inhumées comme mortes, ont été exhumées vivantes, et ont repris vie. Les femmes étaient autrefois dans l'usage de se faire inhumer avec leurs bagues et autres bijous ; et dans presque tous les pays, la tradition en rappelle qui ont été ressuscitées par des voleurs descendus dans leurs tombeaux et leurs fosses, pour les leur ravir ; sont revenues dans leurs maisons, couvertes de leurs suaires ; y ont guéri de leurs maladies, et ont vécu. V. *Bruhier*, etc.

26°. On a bien des exemples de nouveau-nés, enterrés vivans et morts ensuite ou retirés vivans de la fosse ou du sein de leurs mères. En voici un certain, hors de toute croyance pour les gens à préjugés. Vers 1750, un curé, du diocèse de Sens, présenta à M. de Fleury, procureur général du parlement de Paris, ce certificat que j'ai lu imprimé.

Un enfant n'ayant ni crié, ni respiré en naissant, son père l'enterra. Ses voisins lui en ayant fait des reproches continuels, qui lui inspirèrent des remords, il l'exhuma après vingt-huit jours. On le trouva avec le coloris de la vie, et près de sa bouche environ un verre de sang vermeil : on le porta chez le curé, où on le déposa sur une table; et là, il donna des signes de vie si sensibles, qu'il fut baptisé solennellement : et il vécut encore vingt-quatre heures. Le curé rapporte cet événement comme un des plus grands miracles; mais s'il eût été instruit de ce que tout ecclésiastique devrait savoir, il aurait pu donner la vie à cet enfant par l'insufflation seule, qu'il lui demandait par ses bâillemens.

Terminons ces paragraphes, si frappans et si instructifs, par deux cures merveilleuses de trépassés, bien propres à suggérer des précautions contre l'effroi qu'inspirent les faits précédens.

27°. Le docteur Saint-André nous apprend dans ses *Recherches sur la nature des remèdes*, que Roussel, son confrère à Rouen, gouvernait une demoiselle d'une fièvre maligne très-fâcheuse, qu'elle y perdit le pouls et la respiration, et devint très-froide par tout le corps : on la crut morte; cependant le médecin lui fit donner de temps en temps une ou deux cuillerées d'une potion cordiale, et il la fit continuer pendant huit jours entiers sans qu'elle donnât beaucoup de signes de vie. Comme elle les avalait presqu'insensiblement, il ordonna à la garde de lui donner aussi quelques cuillerées de consommé; mais la trépassée s'écria : *Otez-moi cela, donnez-moi ce que vous aviez coutume de me donner;* et elle guérit parfaitement.

28°. Dans un de ses voyages en Pologne, le czar actuel des Russies, *Alexandre le Très-Grand*, voyant des hommes occupés à retirer un noyé d'une rivière, descendit de cheval, et se joignit à eux pour les aider. Le noyé retiré, il le fit placer sur un plan incliné; il lui donna lui-même des secours dont il s'était instruit; son chirurgien et un officier l'ayant rejoint, il en fait ses aides. Après plus de trois heures de travaux inutiles en apparence, le chirurgien déclare le noyé bien mort, et invita S. M. bienfaisante au retour ; mais l'Empereur plus zélé, plus patient, l'invita à le saigner avant de l'abandonner. Le sang jaillit : le prétendu mort soupire, et on le rappelle pleinement à la vie.

On a fait à Paris et ailleurs une gravure de cette résurrection touchante et instructive. Je l'ai sur ma tabatière pour avoir présente à l'esprit l'image d'un si grand bienfaiteur de l'humanité, d'un souverain asphyxiâtre.

Cette observation, jointe à bien d'autres effets de la saignée sur les trépassés, en différens temps après le trépas, m'ont inspiré la découverte du signe général certain de vie et de mort, par la sortie et l'inspection du sang, que je démontre dans cet ouvrage.

Ange tutélaire du nord ! j'ai désiré vous en faire hommage et réclamer votre protection pour mon ouvrage, dont l'objet est dans votre âme sensible ; mais, pendant votre dernier séjour à Paris, j'ai trouvé entre votre Majesté et moi des barrières insurmontables, particulièrement dans votre médecin ou chirurgien, qui devrait être un des yeux de votre bienfaisance patriotique et philantropique.

§ XLVII.

Observations asphyxiatriques inédites et récentes.

Il n'est ni médecin ni autre officier de santé qui ne pût enrichir l'asphyxiatrique d'observations qu'il apprend, et qu'il a lieu de faire lui-même sur les asphyxies, les maladies asphyxiantes et les résurrections. La tradition en conserve dans tous les pays; voici les principales que le hasard m'a apportées.

1°. Tessier, l'un de mes condisciples en médecine et médecin à Saint-Calais, département de la Sarthe, parut avoir négligé un de ses malades à la campagne; étant allé le visiter, il entend dans le village sonner les cloches pour son enterrement, et le trouve enseveli, sur la paille; on lui fait de vifs reproches, pendant qu'il l'examinait; lui avec son sang froid naturel, leur répond : *taisez-vous et ne pleurez plus;* avec son flacon d'esprit de sel ammoniac il le ranime, et ensuite il le ressuscite et le guérit.

2°. Boisbonnin, notaire à la Ferté-Bernard, ma patrie, mon allié et mon ami, étant en pension dans un village, fut réputé mort à l'âge d'environ dix-huit ans. Le curé qui l'aimait beaucoup, fit différer l'enterrement pour se faire remplacer par un de ses confrères; mais la nature le ressuscita avant l'arrivée de celui-ci.

3°. Une dame très-respectable de cette même ville m'a assuré qu'une de ses tantes fut prise pour morte dans une petite vérole; mais qu'un ecclésiastique très-attentif, qui la gardait, lui ayant observé quelques signes de vie, la fit remettre au lit et qu'elle guérit.

4°. Il n'y a pas bien des années que M. Leriche, curé de Cherreau, près la Ferté, fut réputé mort. Comme on enterre les ecclésiastiques à visage découvert, on voulut le faire raser pour paraître décemment à la cérémonie; le barbier, qui ne prit pas beaucoup de précaution, le coupa en plusieurs endroits; le sang en coula continuellement pendant sa garde, son service et son enterrement. Les assistans en furent frappés, et lui soupçonnèrent des restes de vie. Oui, mes chers compatriotes, vous l'avez laissé enterrer vivant; soyez plus précautionneux à l'avenir : et puissent mes *avis* contribuer à votre sûreté!

5o. Dans un de mes derniers voyages à Mamers, j'ai appris du public et de M. Lamotte, habile chirurgien de cette ville, cet affreux événement : on faisait coucher deux frères âgés d'environ vingt ans, les plus beaux jeunes gens de cette ville, dans une chambre située sur un four à chaux ; des voisins firent des remontrances, et M. Lamotte pronostiqua les terribles accidens du charbon. *Allons, allons*, dit-on enfin, *ils n'y coucheront plus que cette nuit ;* mais le lendemain matin on les trouva trépassés dans leur lit. Lorsqu'on ouvrit la porte, un chat aussi asphyxié revint et s'enfuit : c'étoit un bon avis; mais on conserva les deux victimes dans leur lit, la porte et les fenêtres fermées; et après vingt-quatre heures on les fit enterrer. C'est là un de ces accidens terribles, dont le récit devrait être consigné en grosses lettres noires sur des tables publiques, dans toutes les villes et tous les villages.

6o. Je viens d'apprendre qu'au commencement de cet hiver, quarante personnes environ ont été asphyxiées par le charbon, à Chaillot, et que les officiers de santé de l'hôpital les ont sauvées, à l'exception de six à sept; je leur en ai demandé par écrit l'observation, et l'on n'a pas daigné m'instruire ou me désabuser.

7o. Me. Meunier qui leur a porté ma lettre, m'a rapporté à cette occasion, que Grangé, son père, marguillier à Chaillot, âgé de quarante-trois ans, malade depuis sept mois d'une hydropisie du bas-ventre, et d'une rétention d'urine, trépassa le 8 de septembre 1787. On le mit sur la paille : son médecin, qui le visita le lendemain matin, le déclara bien mort; cependant vers trois heures après-midi, lorsque le menuisier voulut le mettre dans le cercueil, qui se trouva trop court, il lui froissa fortement les genoux des siens; le prétendu mort cria qu'on le blessait; on le rapporta dans son lit, on l'y réchauffa, et il n'est mort que deux mois après.

8°. Pendant que je rédigeais ce livret au milieu de décembre 1815, la boulangère qui demeurait vis-à-vis de chez moi, rue Saint-Jacques, malade depuis onze ou douze jours d'une couche contre nature, trépassa à huit heures du matin. On l'abandonne seule dans son lit : on prépare son enterrement, on en commande les billets à l'imprimeur de ma maison; mais sur les deux heures après-midi un cousin qui monte en sa chambre, lui voyant les yeux ouverts, lui parle; elle lui répond; une dame sa voisine m'assura qu'en pleurant elle reprocha à ses assistans de l'avoir crue morte, et dit avoir entendu ce qu'on avait dit; elle continua la conversation jusqu'au lendemain matin, qu'elle trépassa de nouveau : et on l'enterra promptement, suivant l'usage, malgré l'avis de la nature.

9°. Mais voici bien un autre trait de l'insouciance extravagante du public, qu'un visiteur des morts vient de me rapporter. Un père vint lui demander le certificat d'inhumation pour sa fille morte phthysique, en le priant de ne le fixer que pour quarante-huit heures; parce que, dit-il, sa fille frappée d'avoir vu revenir un prétendu mort du cimetière, avait fait promettre par serment à ses parens, de ne la faire inhumer qu'après ce délai. Le visiteur accéda à son vœu; mais quelque temps après, la mère et les voisins sollicités par un visiteur destitué, le dénoncèrent à la mairie, comme ayant laissé empester par ce cadavre la maison et le voisinage : mais le savant et prudent visiteur savait aussi-bien que moi, détruire toute putridité en un moment par le spécifique de Guyton; et je pourrais citer bien des expériences que j'en ai faites.

10°. Dans un de mes voyages au Mans, M. Gélain, habile chirurgien, m'a communiqué cette observation, une des plus probantes que j'aie recueillies sur les asphyxies morbides. Il gouvernait un paysan d'un érysipèle sur le visage, qui s'étendait jusque sur les muscles de la gorge, et le mettait dans un danger imminent de suffocation. Le chirurgien prévoyant tenta la broncotomie, et il tint, pendant tout le traitement, une canule dans l'ouverture par laquelle il respira : et il se guérit sans danger.

§ XLVIII.

Observations asphyxiatriques de l'auteur.

Je pourrais décrire un grand nombre d'observations, que j'ai eu occasion de faire moi-même sur les asphyxies et les maladies asphyxiantes ; je me borne aux suivantes comme bien probantes.

1°. A l'âge de dix-neuf ans, me trouvant en vacances chez mon père, maître en chirurgie à la Ferté, il m'envoya remplacer, pour quelques jours, le chirurgien de Marolles-lès-Braux, gros bourg près de Mamers. Pendant son absence, on le requit pour ouvrir une femme, qui, dans le dernier mois de sa grossesse, venait, dit-on, de se tuer d'une chute de dix à douze pieds de haut. Arrivé auprès d'elle à sept heures du soir, je ne lui trouvai d'autre signe de vie que de la chaleur. Heureusement, j'avais lu les ouvrages de Winslow et de Bruyer sur l'incertitude des signes de la mort. Pour gagner du temps, je prononçai avec assurance qu'elle n'était pas morte; et je fis venir de Beaumont un chirurgien renommé pour les accouchemens. Il arriva à minuit : à cinq heures du matin, après plus de douze heures d'asphyxie, la connaissance, les douleurs et la force lui revinrent ; à neuf heures, elle accoucha naturellement et heureusement d'un enfant bien vivant. J'eus ainsi la satisfaction délicieuse de sauver deux êtres à la fois, dans une circonstance où les célèbres Peu, Mery, etc., ont avoué avoir ouvert des femmes vivantes.

2°. Pendant mes cours de médecine à Paris, je suivais les malades de la Charité. Un jour, pendant que j'en observais un dans une fièvre violente et un délire furieux, il trépassa dans un clin d'œil ; et sur-le-champ on le transporta à la salle des morts. Je présumai qu'il n'était point mort de sa maladie, mais de suffocation ; et mes réflexions m'ont porté sur ce que j'ai appelé *asphyxies morbides*.

3°. A mon arrivée à la Ferté après mes cours, passant sur le pont des Grands-Moulins, je vis un enfant de dix à douze ans, nommé *Manguin*, tomber dans la rivière. L'eau l'entraîna sous l'une des roues. Je fis un grand tour pour aller lui donner du secours. Arrivé au lieu où la rivière est basse, je m'y avançai, et je le vis tomber de la cascade, après plus d'un demi quart d'heure de submersion. Il se releva, vint à moi, en s'essuyant les yeux ; et je le conduisis à ses parens, sans qu'il eût éprouvé aucun accident.

4°. Peu de temps après mon établissement à Mamers, j'apprends qu'un homme venait de mourir subitement, rue de Marolette. J'y cours pour le secourir ; mais les curieux en grand nombre m'en empêchèrent par leurs risées et leurs persiflages : *Le beau petit médecin*, disaient-ils, *qui nous est venu ; il ne sait pas même distinguer un mort d'un vivant.* Le même préjugé, inhérent dans les esprits de toutes les trempes, m'a empêché de pratiquer l'asphyxiatrique ;

mais, du moins, je m'en suis servi avec succès dans les maladies asphyxiantes et même les agonies.

5°. Appelé en consultation auprès d'une dame en travail, dont l'enfant était enclavé, je me trouvai en une contestation vive avec l'accoucheur, qui voulait l'arracher avec ses crochets. Il assurait, pour cela, qu'il était mort. Je prétendis qu'il n'y en avait pas de signes : et l'événement démontra son erreur. Il le tira avec le dos de fourchettes, en guise de forceps, et ces instrumens laissèrent des contusions sur son crâne.

6°. Pendant notre contestation, on avait envoyé à Etard, célèbre chirurgien-accoucheur à Fresnai, une lettre écrite sur nos dires. Pour me défendre contre les propos de mon adversaire, je fus la chercher. Je trouvai dans Etard, vieillard de quatre-vingts ans, l'accoucheur le plus habile que j'eusse encore vu. Il me prouva l'incertitude des signes de la mort, chez les fœtus, par une foule de belles observations, dont celle-ci n'a pas sa pareille : « Un chirurgien de Beaumont, très-réputé, quoique ignorant, routinier, téméraire et meurtrier, me dit-il, fut appelé auprès d'une femme dont l'enfant présentait le bras; il le déclare mort, et lui arrache le bras. Dans sa mauvaise manœuvre, l'autre bras se présente, il le lui arrache aussi. Enfin, il parvient à extraire l'enfant, et il le jette sous le lit. Mais bientôt l'enfant crie, on lui donne des secours, et on l'élève. C'est une fille de treize ans, qui demeure à un quart de lieue de cette ville; et si vous voulez coucher ici, je vais vous y conduire. » Malheureusement, il fallait me rendre à Mamers, dans le jour, pour l'accouchée précédente, fort en danger.

7°. Je gouvernais un jeune commis aux aides d'une forte inflammation à la gorge, qui le menaçait de suffocation. Je le fis saigner plusieurs fois. Après quelques jours, je le trouvai sans connaissance, dans une agonie suffocante, mais avec un pouls fort. Je le fis saigner; il ouvrit les yeux. Je fis répéter la saignée une heure après; et levé sur son séant, il s'y tint en nous considérant. Je le fis resaigner une troisième fois, après une autre heure; il reprit entièrement la connaissance et la parole. Le mal avait été si violent, que, six mois après, il ne parlait encore qu'avec effort, lenteur et difficulté.

8°. Faisant un jour une visite dans une riche maison de Mamers, je m'informai de la santé du père de famille, presque octogénaire: *Mon Dieu*, me répondit la fille, *il n'attend plus que l'heure de Dieu. Voilà trois jours et trois nuits, qu'il est dans un fauteuil, près d'étouffer d'une toux violente, presque continuelle.* Je demandai à le voir; je lui promis du soulagement: et en effet dès le soir, au moyen d'un loch expectorant, je le mis en état de se coucher et de dormir. En continuant les expectorans, il se trouva assez bien, après quelques jours, pour se promener dans la ville, et y annoncer que je *l'avais ressuscité*. Et pour me récompenser de cette résurrection, on m'envoya une panerée de belles pommes de reinette.

9°. Un jour, entrant à Paris dans un hôtel garni, on me présenta une femme de 65 ans, qui, par son embonpoint et son coloris de santé, n'en présentait que cinquante; en me demandant si je pouvais croire qu'une femme eût pu être saignée vingt-huit mille fois pendant trois ans. Je répondis affirmativement, parce que j'avais lu dans des Mercures une pareille histoire d'une femme du Poitou. *C'est moi*, dit la femme; et elle m'en raconta l'histoire avec de nouvelles circonstances remarquables. Elle avait reçu des coups de bâton à la tête, qui l'avaient jetée dans une somnolence asphyxiante. Son médecin lui avait rendu la connaissance au moyen de la saignée; en y tombant très-fréquemment il ne trouva pas d'autre moyen que de la saigner journellement un plus ou moins grand nombre de fois, dont il avait tenu la liste par écrit. Je demandai à voir les cicatrices de ces saignées; et j'en vis à son dos une cinquantaine de ventouses scarifiées, et sur chaque membre des chapelets qui s'étendaient depuis les doigts jusqu'au-dessus des coudes et des genoux. J'invitai un étudiant en médecine qui logeait dans cette maison à les compter. Quelques jours après, il m'assura qu'il en avait compté quinze cents à un membre; et comme chaque membre en présentait à peu près autant, nous conclûmes que le nombre devait être d'environ six mille.

10°. Pour porter un bon jugement sur la curabilité de l'asphyxie des trépassés, il faut s'attacher à bien reconnaître les signes du mal qui ont pu les frapper de mort, surtout ceux de l'abolition des facultés ou forces vitales. En voici un exemple bien frappant et probant. Dans mon premier voyage de Paris à Mamers, l'épouse de M. Clément mon ami, m'apprit que sa santé périclitait depuis quelque temps; et m'invita à souper, pour lui faire des représentations sur ce qu'il se prenait souvent de vin et s'endormait dans cet état sur la terre dans son jardin. Je m'acquittai de ma commission avec tout le zèle de l'amitié et de la médecine, avec les connaissances que je pouvais avoir sur les principes de vie. Je lui dis même que s'il tombait malade, je ne répondrais pas de sa guérison.

Le lendemain matin il lui survint de légers vomissemens; je lui fis prendre l'émétique qui fit peu d'effet. Il lui survint une fièvre continue qui ne fut pas violente; il s'y joignit un redoublement qui régulièrement commençait à trois heures après-midi, et finissait à six heures du matin. Vomitifs, purgatifs, aucun remède ne faisait effet. J'observai qu'après chaque redoublement le pouls s'affaiblissait, et que, par conséquent, les forces vitales s'abolissaient. Le vendredi treizième ou quatorzième jour de la maladie, à cinq heures du matin, j'annonçai au père du malade qu'il mourrait le dimanche suivant à six heures du matin. Le samedi je lui fis prendre toute la journée et toute la nuit, une forte potion cordiale, qui ne me parut faire d'autre effet que d'animer un peu son imagination troublée depuis quelques jours; et il mourut en effet à l'heure annoncée dans une très-courte agonie de faiblesse. Je n'ai vu de prédiction de mort aussi précise que dans Bérenger de Carpi, célèbre médecin italien.

11°. Voici une des observations les plus singulières que j'aie faites sur les maux asphyxians qui proviennent des difformités de l'épine et de la poitrine. Me trouvant à la Ferté en mars 1773, Madame Langlois me consulta sur sa fille âgée de plus de vingt ans, qui éprouvait des étouffemens, des faiblesses; et elle me donna à lire dix ou douze consultations de médecins, dont il n'y avait pas deux qui s'accordassent sur la cause du mal. La demoiselle était grande et paraissait bien faite; mais comme je savais qu'elle avait porté une croix de fer dans son enfance, je demandai à visiter sa poitrine. La région antérieure paraissait superbe; mais par derrière les deux omoplates ou palerons, qui doivent suivre les mouvemens des bras, étaient immobiles, paraissaient comme scellés ensemble par leurs bords internes, et refoulaient en dedans la portion dorsale de l'épine; de sorte que l'espace de la capacité pectorale depuis les corps des vertèbres jusqu'au sternum, l'os de la poitrine, était rétréci et aplati. J'attribuai la cause des maux à la difficulté que la masse du sang trouvait à traverser la substance des poumons comprimés et rapetissés; et comme l'âge de la malade ne permettait pas des moyens réformateurs de la charpente de la poitrine, je prescrivis comme palliatifs de fréquentes saignées, et elle s'en est bien trouvée.

12°. Pendant que je tenais à Paris ma *Maison de santé et d'éducation* pour les enfans et jeunes gens difformes, infirmes et valétudinaires, un élève de quatorze à quinze ans étant monté imprudemment dans un marronier de l'hôtel Maguy, en tomba immédiatement après le dîner. Je le trouvai étendu par terre et rendant du sang par la bouche et le nez, et sans respiration ni pouls. Nous le portâmes promptement dans ma chambre à coucher. Je l'y fis déshabiller pour lui donner des secours et voir s'il n'avait point quelque fracture ou luxation. Son asphyxie ne lui dura pas plus d'un quart d'heure; je lui fis rejeter son dîner par un vomitif; je le fis ensuite saigner deux fois dans le jour; et il reprit ses exercices le surlendemain, pendant que le bruit de sa mort se répandait dans le quartier.

13°. Les habitans de Compiègne affligés d'une épidémie meurtrière depuis quinze mois, demandèrent deux médecins au ministre de l'intérieur en mars 1794; il m'y envoya seul, et je me trouvai en état d'y remédier et de la faire cesser. J'avais moi-même éprouvé la fièvre putride en disséquant pendant mon cours de médecine, et je m'en étais guéri avec mes condisciples au moyen de la médecine symptomatique, contre les avis de deux de mes professeurs, dont l'un est mort de cette maladie sans l'avoir connue. J'avais d'ailleurs eu occasion de la reconnaître et de la guérir plusieurs fois.

Je vis à Compiègne tous les foyers de putréfaction et de contagion ouverts : des évacuations continuelles de militaires de l'armée de l'Est, qui y apportaient les fièvres putrides dans les deux hôpitaux militaires ; une voirie ouverte où l'on apportait journellement des chevaux morts de la garnison d'environ trois mille cavaliers ; une infinité de charcutiers et de patissiers qui vendaient leurs mets faits avec les chairs de ces chevaux ; les places et les rues remplies d'ordures d'hommes et d'animaux ; un grand cimetière récemment exhumé sans précautions ; des communications journalières des habitans avec les malades et entre eux, etc.

Les officiers de santé des deux hôpitaux militaires ne s'accordaient pas entre eux sur la nature et la cause de maladie : ceux de l'ambulance de la ville en niaient l'existence ; ceux de l'autre ambulance la regardaient comme la fièvre d'hôpital, et la traitaient suivant la méthode de Pringle.

Dans les renseignemens qu'on m'en donna, on la regardait principalement comme une fièvre maligne, qu'on traitait par un régime putrescible et des remèdes incendiaires, et par conséquent putréfians ; et qui se terminait souvent d'une manière funeste, par des éruptions miliaires ou pourprées, des inflammations, des abcès ; des gangrènes et la mort.

Dans un premier mémoire que je présentai à la municipalité, je déclarai que c'était une épidémie putride ; j'en décrivis la nature et les causes, et je déclarai que l'irrégularité, les symptômes et les terminaisons funestes qu'on lui reprochait, étaient les effets des traitemens incendiaires et putrescibles ; je proposai mon traitement, consistant principalement dans un régime végétal, dans les minoratifs et dans les anti-putrides acides. On l'adopta, et la fièvre putride prit la régularité qui lui est propre, quand la nature n'est point contrariée : et elle se termina toujours par des crises salutaires et curatives.

Cependant les officiers de santé de l'ambulance intérieure, persistaient à nier l'existence de l'épidémie; mais deux observations les désabusèrent enfin.

Ayant fait visite à son directeur, je le trouvai au lit avec les premiers symptômes de l'épidémie qu'ils regardaient comme une simple indisposition. J'annonçai que c'était la première époque de l'épidémie. À la sollicitation de l'épouse je le suivis avec le médecin. La fièvre putride se développa, et marcha avec régularité, et nous le guérîmes.

Le médecin m'ayant invité à voir son hôpital, je trouvai, dans une chambre, un jeune chirurgien sans connaissance, le ventre tendu, un pouls fébrile très-faible, et près d'expirer, et à qui l'on n'avait encore rien fait. Je jugeai qu'il était dans la seconde époque de la fièvre; sur mon avis, on lui appliqua les vésicatoires et on lui prescrivit une potion cordiale. Bientôt le malade revint : les caractères de la fièvre putride se manifestèrent, et on le guérit par mon traitement.

L'épidémie ayant diminué ses ravages, je lus un second mémoire sur la destruction des agens de l'épidémie, devant toutes les autorités constituées et tous les officiers de santé de la ville et des hôpitaux; on en discuta les moyens pour la détruire et en prévenir le retour; on y rédigea un règlement de police. Les citoyens et la garnison l'exécutèrent avec ardeur; on enleva plus de six cents tombereaux d'ordures : l'épidémie cessa bientôt, et après quatre décades, je m'en revins chargé des certificats honorables des autorités, des témoignages d'estime de mes confrères, et des bénédictions des habitans, qui tous me regardèrent comme le *sauveur de la ville*.

14°. En m'en revenant de Compiègne, je fus mis en réquisition dans l'hôpital militaire de Senlis. J'y trouvai la fièvre putride régnante; j'en guéris mes malades; mais je n'y pus désabuser mes confrères de leurs traitemens meurtriers, d'après Pringle et autres.

J'en fus moi-même attaqué avec un jeune médecin très-savant, qui, seul, goûta mes principes. Nous nous en appliquâmes le traitement dans la première époque; mais je pris la poste pour en continuer le traitement à Paris. J'en guéris sans accidens redoutables; mais j'appris que mon infortuné confrère, demeuré entre les mains des Pringliens, en était mort putréfié, après un délire furieux.

15°. Terminons ce paragraphe par un trait d'ignorance et d'inconséquence stupides, réfuté par une observation bien singulière. Me trouvant, il y a quelque temps dans un café, je m'y entretins de l'incertitude des signes de la mort avec un voisin qui me paraissait curieux. Un lecteur politique me cria d'un ton doctoral : *Monsieur, quand on a perdu le sentiment, on est bien mort.* Je m'approchai de lui pour le désabuser de son erreur, et il me répondit : *Je n'ai pas le temps de vous entendre.* Voici l'observation que je voulais lui rapporter.

Le maire de Compiègne m'y avait fait voir une petite fille de quatre ans, qui, à l'âge d'un an, avait perdu tout sentiment et tout mouvement volontaire, par une petite vérole qu'elle avait eue, et qui avait été suivie de convulsions dans les membres, durant près de deux ans. J'employai trois heures à faire toutes les épreuves que je pus imaginer sans lui reconnaître aucun signe de sentiment et de mouvement volontaire. Cependant cet enfant présentait les caractères d'une parfaite santé, dans son coloris, sa carnation et son embonpoint. Comment se substantait-elle donc ? Sa mère, très-patiente, la tenant inclinée sur ses genoux, introduisait dans sa bouche quelques cuillerées d'eau sucrée, de bouillon, de gelée : ces substances demeuraient sur sa langue quelque temps, sans qu'elle les savourât, et ensuite elles étaient passées dans le gosier et l'estomac par les contractions des muscles de la déglutition, qui en étaient irrités, et par leur pesanteur.

§ XLIX.

Indications des Ouvrages asphyxiatriques les plus nécessaires.

Les anciens et les modernes n'avaient que préparé la théorie-pratique de l'asphyxiatrique par une foule innombrable d'observations, jusqu'à la fin du dix-septième siècle ; mais depuis cette date, il en a paru un grand nombre de traités, dont les plus instructifs et les plus pratiques doivent entrer dans les bibliothèques des amateurs de l'humanité.

1°. En 1709, il régna à Rome une sorte d'épidémie de morts subites. L'illustre Lancisi, médecin du pape, qui en observa les malades et ouvrit de ceux qui y avaient succombé, composa et publia un excellent traité latin sur les morts subites.

2°. Dionis, célèbre chirurgien de Louis XIV, a fait une traduction libre du traité de Lancisi, avec des observations nouvelles des plus frappantes, et bien propres à prouver que la nature nous avertit toujours des maladies qui se terminent par ce qu'on appelle *morts subites.*

3°. La thèse de Winslow de 1740, et les additions que Bruhier y a faites en 1742 et 1749, en deux vol. in-12 *sur l'incertitude des signes de la mort*, sont d'une si grande importance et si célèbres parmi les personnes instruites, qu'elles doivent être connues de quiconque sait lire.

4°. Le docteur Pineau publia, en 1776, un *Mémoire sur le danger des inhumations précipitées, et sur la nécessité d'un règlement, pour mettre les citoyens à l'abri du malheur d'être enterrés vivans.* On y lit, avec l'effroi de l'étonnement, bien des observations qui confirment les instructions données par Bruhier.

5°. Le patriote Pia a publié, en huit brochures périodiques, depuis 1772 jusqu'en 1789, *les Détails des succès de l'Etablissement de la ville de Paris en faveur des noyés*: c'est une série de récits de près de 900 résurrections de noyés, et d'autres genres d'asphyxiés, qui ont servi d'alimens à l'asphyxiatrique naissante.

6°. M. Sage, très-célèbre professeur de chimie à l'école des mines de Paris, et le dernier honneur de la chimie stahlienne, a publié des *Expériences* sur les merveilleux effets de l'alkali volatil fluor, pour rappeler les asphyxiés à la vie. Il les prouve par tant de résurrections, qu'il persuade ses lecteurs que c'est un des agens asphyxiatriques les plus efficaces. Ce petit ouvrage a eu plusieurs éditions.

7°. En 1774, le docteur Gardane publia des *Avis au peuple sur les Asphyxies.* L'accueil que les Français et les étrangers firent à cet opuscule, l'engagèrent à publier un *Catéchisme sur les morts apparentes, dites asphyxies*, dont la neuvième édition est de 1787. C'était alors l'ouvrage élémentaire le plus complet et le plus juste; mais les découvertes qu'on a faites depuis, y ont fait reconnaître des défauts et des fautes dangereuses.

8°. En 1800, le docteur Odier, de Genève, publia une traduction d'un bon ouvrage, du docteur Curry, Anglais, sur les *Asphyxies*, avec des extraits d'autres ouvrages de médecins anglais sur le même sujet, qui ont procuré des progrès à l'asphyxiatrique.

9°. Un des meilleurs ouvrages qu'on ait encore sur l'incertitude des signes de la mort et sur le rappel des trépassés à la vie, est celui que publia, en 1805, in-8°, à Verdun, M. Davis, membre du collége des chirurgiens de Londres.

10°. Un cri général s'étant élevé contre les sépultures dans les églises et dans les cimetières des villes, Piattoli, savant professeur dans l'université de Modène, composa, par ordre du duc, et publia, en 1775, un petit ouvrage sur les sépultures, en italien. Vicq-d'Azyr, très-célèbre anatomiste, le traduisit en français, et le publia, en 1778, avec la plupart des pièces, en entier ou par extraits, sur cette réforme nécessaire.

11°. Guyton de Morveau, que la patrie vient de perdre, a donné, au commencement de ce siècle, deux éditions d'un excellent ouvrage in-8°, dans lequel il a démontré, par un grand nombre d'expériences, l'inefficacité des remèdes si vantés contre les exhalaisons putrides, et l'efficacité de son spécifique destructeur de la méphitisation de l'air.

12°. Le savant et bon Cangiamila, inquisiteur de Sicile, pénétré des dangers où sont exposés les mères et leurs enfans, travailla à les prévenir, et à y remédier par un grand ouvrage, imprimé en italien, in-folio. On en a publié, en 1762, in-12, un abrégé français, sous ce titre : *Embryologie sacrée*, ou *Traité du devoir des prêtres, des médecins et autres, sur le salut éternel des enfans qui sont dans le sein de leurs mères.* Le sensible auteur n'a pas moins pourvu au salut temporel de celles-là et de ceux-ci : c'est le meilleur ouvrage de théologie et de médecine qu'on ait sur cette importante matière.

13°. Joignons à ce précieux livre les *Avis aux mères qui veulent nourrir,* de madame Lerebours. Il n'est point de livre plus utile que puissent lire et méditer les femmes, amatrices de leur vie et de celle de leurs enfans.

14°. Enfin, invitons les gens crédules et habiles à se tourmenter par des chimères, à lire le *Mémoire* du docteur Bosquillon *sur les causes de l'hydrophobie, vulgairement la rage, et sur les moyens d'anéantir cette maladie;* imprimé, en 1802, in-8°.

§ L.

Législation à perfectionner, sur la médecine populaire en général, et sur l'Asphyxiatrique en particulier.

La politique est l'art de rendre les peuples heureux; de faire leur bonheur par la justice et la bienfaisance de leurs gouvernemens; et celui des souverains par la reconnaissance, l'affection et la tranquillité des peuples. L'exécution de ces principes est le premier appui des trônes, s'il n'est pas le seul: l'histoire le démontre.

Les deux premiers objets de cet art sont de faire jouir les peuples de tous les biens de la nature, et de les garantir de ses fléaux. Le Créateur, père des hommes, agit sans cesse, par la nature, pour leur bonheur; mais, dans le système de la providence, les biens naturels sont des causes et des effets de fléaux, que l'expérience doit apprendre à tourner vers le bien-être des hommes. Les souverains, qui se disent les images de la divinité, ne peuvent donc l'être en effet, qu'en faisant jouir leurs peuples de tous les biens naturels, et faisant une guerre continuelle contre les fléaux de la nature.

Ce double objet se trouve principalement et primordialement dans la pratique de la médecine populaire, l'art de la santé et de la longévité publiques; et que chaque personne est obligée d'exercer sur soi-même, sur sa famille, et sur ceux qui lui sont soumis. Mais les citoyens en sont trop peu instruits par leur éducation et leur commerce social, pour ne pas tomber, par leurs préjugés et leurs routines, dans les abus les plus morbifiques et les plus meurtriers. C'est donc aux gouvernemens, ministres de la divinité, de s'instruire, par les observations des philosophes et des médecins, des rapports et de la correspondance nécessaires et continuels de l'homme avec la nature, pour éclairer les citoyens, les diriger, les réunir, et les faire concourir ensemble à la plus forte population, et à la dispensation et à la jouissance de tous les dons de la nature : les souverains y sont les premiers intéressés personnellement.

Les besoins généraux des hommes en société ont inspiré des vues sur ces objets à toutes les anciennes nations civilisées; mais la médecine était elle-même encore trop bornée et trop vicieuse pour les étendre autant que les besoins. Le droit romain a réuni des lois et des décisions salutaires, mais qui sont bien insuffisantes.

Lorsque ce droit, regardé comme *la raison écrite*, fut enseigné dans les universités naissantes, et fut substitué au barbare et absurde droit féodal, dans de nouveaux tribunaux, par Louis IX (Saint-Louis), et ses successeurs, on fit pourtant bien peu d'attention au droit naturel, qui en faisait la branche la plus nécessaire; et le droit canonique, fait par les papes sur son modèle, en fit abstraction, et ajouta de nouveaux abus aux anciens morbifiques et meurtriers. Il était réservé à Charles-Quint, roi d'Espagne, et empereur d'Allemagne en 1518, de l'y porter.

Ce législateur célèbre ordonna, par plusieurs lois, que, dans les causes qui s'éleveraient dans les tribunaux sur des blessés, des morts, et l'état des personnes, ils seraient visités par des médecins, des chirurgiens et des matrônes, qui en feraient leurs rapports en justice. Aussitôt il s'éleva mille questions, de la solution desquelles les facultés de médecine s'occupèrent; et la réunion de ces questions dans des traités, fit naître dans la médecine un nouvel art, auquel on a donné le titre de *Questions médico-légales :* mais on doit bien mieux le désigner sous celui de *Médecine légale* et de *Législation médicinale,* suivant le double objet qu'il doit avoir.

Cette nouvelle science fut d'abord cultivée, enseignée et décrite avec éclat en Allemagne: elle le fut ensuite, et fit des progrès en Italie; et l'illustre Zacchias, médecin du pape Innocent X, mort en 1659, en réunit toutes les connaissances alors acquises, et les augmenta lui-même dans ses immortelles *Questions médico-légales*, en latin.

Les Français, il faut l'avouer, s'étaient peu adonnés à cette science, comme les autres peuples savans; et ce n'est que pendant la révolution qu'ils ont commencé à en écrire, et qu'on en a établi des professeurs dans les nouvelles écoles de médecine: et je puis dire avoir été le premier qui y ait attiré l'attention avant cette époque.

Ayant trouvé la ville de Mamers sans médecins et sans apothicaires, en proie aux charlatanismes les plus absurdes, les plus imposteurs, les plus empoisonneurs et les plus homicides, j'entrepris de dessiller les yeux de ses habitans, par des discours sur la médecine populaire; j'y débutai par un discours que je prononçai de mémoire, pendant une heure, devant toute la ville, et au parloir des dames visitandines; dans lequel je démontrais que *l'expérience et la raison sont les principes de la médecine*. J'y combattis, avec les armes de la raison et du ridicule, les différentes espèces d'empirisme et de charlatanisme; et je puis dire que ce discours, qui fit sensation, commença à opérer dans cette ville une révolution médicinale.

J'y occupai ensuite mon loisir à entretenir une correspondance très-laborieuse et très-dispendieuse avec tous les corps de médecine et les arrêtistes, pour me procurer les règlemens de médecine, encore tous épars, les uns imprimés, les autres manuscrits; et j'en composai la *Jurisprudence de la Médecine en France*, ou *Traité historique et juridique* des établissemens, règlemens, police, devoirs, fonctions, honneurs, droits et priviléges des trois corps de médecine, avec les devoirs, fonctions et autorités des juges à leur égard.

Mon zèle m'entraîna plus loin: voulant devenir le défenseur juridique de la médecine et des vrais médecins, je me fis recevoir avocat au parlement de Paris; et en faisant inscrire ma matricule aux siéges royaux de Mamers, j'y débitai publiquement un nouveau discours de cinq quarts d'heure, dans lequel j'exposais *ce que la médecine donne à la jurisprudence, et la jurisprudence à la médecine;* cette seconde partie donnait à la médecine légale, une branche à laquelle on n'avait pas encore pensé.

Le collége royal des médecins de Nancy, le second en célébrité après celui de Londres, avec lequel je fus en correspondance, m'aida beaucoup dans mon travail unique en son genre; à mon insçu il m'admit parmi ses agrégés honoraires, et présenta la première partie, la partie générale de ma *jurisprudence*, à *Stanislas le bienfaisant*, digne d'une des plus grandes souverainetés. Ce monarque l'examina, la fit porter à sa bibliothèque, m'envoya un brevet de son *Conseiller médecin*, et fit écrire de sa part à M. Delassone, premier médecin de l'auguste reine de France, pour qu'elle protégeât mes travaux; mais malheureusement la mort me priva bientôt de la puissante protection de l'un et de l'autre.

Ces faveurs m'encouragèrent : étant venu m'établir à Paris, je voulus allier les fonctions de la médecine légale au parlement, avec celles de médecin praticien. Quelque bien que je fis, me donna de la réputation; mais alors les parlemens étaient en guerre avec le grand conseil, où la plupart des édits de jurisprudence médicinale étaient enregistrés, et sous la surveillance du premier médecin du Roi. Ces cours se faisaient un mérite, ou plutôt un droit horrible, de juger contre ces sages règlemens nécessaires, et de favoriser le brigandage de la médecine. Je plaidai au parlement de Paris, pour l'apothicaire d'Abbeville, juré par le premier médecin, à qui les merciers de cette ville avaient saisi son sucre et ses drogues; et cette cour condamna l'homme titré et habile, et laissa la pharmacie aux merciers, qui n'y avaient ni science ni titre. Ce singulier arrêt me faisant désespérer de faire du bien dans la médecine légale; j'y renonçai; et mes premières entreprises pour le salut public de la France, m'occasionèrent des dépenses, des préjudices et des pertes considérables.

Sous le consulat de Bonaparte, un jurisconsulte du meilleur esprit et enflammé de l'amour de la patrie et de l'humanité, me fit entrer dans l'*Académie de Législation*, pour y enseigner la médecine légale; dans le plan d'enseignement que j'y donnai, je démontrai qu'elle était commune aux médecins, aux jurisconsultes et aux législateurs, et qu'elle devait être enseignée aux uns et aux autres sur un plan commun. J'inspirai un grand goût aux élèves pour ce nouvel art; je fus le professeur le plus suivi; mais un des commis du grand juge, l'ami de l'agent du trésor public, l'un de mes détracteurs les plus acharnés, me calomnia auprès du grand juge, et, par lui, auprès du premier Consul, et me fit adjoindre contre le vœu et les représentations de l'académie, un médecin qui n'avait jamais étudié la médecine légale; et suspendre mes fonctions.

La jurisprudence de la médecine a vieilli sous l'empire de celui qui a pris à tâche de détruire les lois royales et a achevé d'avilir la médecine; mais elle peut reprendre une nouvelle vie et peut être utile, sous le gouvernement de LOUIS *le Désiré*, qui paraît se proposer de rétablir et de perfectionner les lois et les institutions salutaires de ses prédécesseurs.

L'asphyxiatrique est la partie la plus importante de la médecine légale et populaire, comme de la médecine clinique. Sa législation est encore très-défectueuse, vicieuse et informe; mais on peut espérer que la police de salubrité attirera enfin les regards des souverains, et qu'éclairés par des patriotes philantropes, ils en corrigeront la législation, la perfectionneront et la compléteront. La pratique de cet art perfectionné, peut non-seulement rendre journellement la vie à bien des milliers de citoyens; mais encore planter de nouvelles générations éternelles, et réparer les désastres que fait la mort en planant sur les citoyens, depuis 1787. Les souverains qui rétabliront et perfectionneront la théorie et la pratique de la médecine légale et de l'asphyxiatrique, en recevront la récompense, par des témoignages de la reconnaissance la plus affectueuse de tous leurs contemporains, et seront inscrits dans les registres de l'immortalité, au premier rang des plus grands bienfaiteurs des patries et du genre humain.

CONCLUSIONS

Adressées aux citoyens de tous les ordres.

Les tableaux des asphyxies qui peuvent surprendre chaque personne en santé et en maladie, et la théorie pratique de l'asphyxiatrique, que nous venons de dessiner, doivent inspirer les réflexions les plus salutaires et les vues les plus importantes de prévoyance à tous les citoyens, aux gens de l'art de guérir, aux ecclésiastiques, aux magistrats, aux commandans des troupes, aux administrateurs, aux gouvernemens et aux souverains. On permettra sans doute à notre patriotisme de les diriger vers chacun d'eux.

I. Puisque chaque personne des deux sexes et de tout âge, peut être surprise par mille agens d'asphyxie, en santé et en maladie, qu'elle y doit passer nécessairement avant d'arriver à la mort réelle; puisque cette terrible maladie, souvent curable, peut donner la mort faute de l'art nécessaire; puisque même frappé de mort on peut être enseveli et inhumé vivant, ressusciter dans le tombeau, pour y mourir par le plus horrible des tourmens que l'imagination puisse représenter à l'esprit de chacun; peut-il y avoir dans tout le cours de la vie, un plus grand soin, que de prendre les connaissances nécessaires de cette branche, la plus intéressante de la médecine populaire, pour préserver de ces malheurs, ses parens, ses amis et tous ses semblables, avec lesquels on pourra se trouver en relation; et que de prendre pour soi-même les précautions nécessaires pour s'en préserver.

On doit donc en propager les connaissances et les procédés par tous les moyens que l'éducation, l'économie et le commerce social peuvent fournir. Les pères et les mères, les maîtres et les maîtresses d'école doivent en faire lire et même apprendre les élémens à leurs enfans et à leurs domestiques.

L'homme tombé dans l'asphyxie ou dans le trépas, se trouve abandonné à la discrétion des personnes et des circonstances qui l'entourent. Il doit donc prévoir et prévenir, autant qu'il est en lui, la conduite à y tenir à son égard.

Le trait de négligence la plus irréfléchie, est de s'en rapporter, pour ces momens critiques, à la charité et l'affection des assistans, que le hasard lui donnera. Les personnes les plus affectionnées au trépassé, sont ordinairement ignorantes et remplies de préjugés sur cette dernière partie de la vie, et leur douleur les éloigne de lui par une pitié aussi malfaisante que la cruauté. Et, combien est-il arrivé que des héritiers et des servantes-maîtresses, et des gardes-malades avides, qui ont attendu la dépouille avec impatience et hypocrisie, ont profité de l'autorité des abus meurtriers, et les ont même aggravés et augmentés, pour s'assurer promptement les propriétés que la mort leur offre?

Les personnes menacées de cette maladie par des infirmités asphyxiantes, en ont averti de fidèles domestiques, ou des amis dévoués; mais lorsqu'ils y sont tombés, ceux-ci se sont trouvés absens.

D'autres, tourmentés par la crainte d'être

ensevelis vivans, ont cru pouvoir y remédier par des dispositions testamentaires ; mais on n'ouvre ordinairement ces actes qu'après l'inhumation.

Il n'y a qu'un seul moyen de se préserver de ces malheurs : c'est de confier sa personne en cet état, à un ou plusieurs médecins probes, zélés et instruits, et de les autoriser, par un écrit, à nous appliquer les secours de l'art asphyxiatrique, jusqu'à ce qu'ils aient constaté la mort réelle; et d'assurer leur pratique par un honoraire proportionné au service qu'ils pourront rendre. Peut-il y avoir de l'économie, pour tâcher d'éviter un malheur qui doit faire perdre tout?

II. Pendant qu'on discute ridiculement, et au préjudice de la santé publique, si l'on doit séparer l'enseignement et la pratique de la chirurgie de ceux de la médecine, je ne demanderai point à laquelle de ces professions l'asphyxiatrique doit appartenir; les devoirs de l'humanité l'attribuent en propre à tous médecins, à tous chirurgiens, à tous pharmaciens, à tous officiers de santé. Il n'est point de branche de la médecine que chacun d'eux doive étudier avec plus de soin et de zèle, pour la pratiquer à l'occasion, y observer, et lui procurer des progrès ; et pour en répandre les connaissances et les principes dans leurs conversations. Aucun d'eux ne doit abandonner son malade, qu'après s'être mis en état d'en faire un rapport qui assure sa mort réelle.

Mais, pourront dire quelques-uns : *vous étendez bien notre ministère*. Oui, je l'étends : mais, âmes sensibles! c'est pour procurer à votre conscience la délicieuse satisfaction de procurer à vos semblables, de ces résurrections merveilleuses, qu'on n'attribuait autrefois qu'aux actes miraculeux. Il n'y aura point, parmi vous, de personnes enflammées du zèle de l'asphyxiatrique, qui ne puisse se dire avec tant de vrais médecins : *j'ai participé à la puissance de la Divinité ; j'ai rendu à de mes semblables une seconde vie.* Si vous exercez l'asphyxiatrique avec le même zèle et les mêmes talens que vos arts, vous la perfectionnerez par vos observations, vous aurez la gloire d'avoir procuré à la pratique de la médecine, le complément qui lui manquait encore, et qui doit mettre le sceau à cet art divin. En étendant votre ministère, je vous assure l'honoraire que la reconnaissance doit le mieux payer. Vous devez vos soins gratuits aux indigens; vous en serez récompensés par les observations qu'ils vous procureront, et par votre réputation, que vos succès pourront augmenter : et si parmi les riches, vous trouvez des héritiers mesquins, dites-leur qu'ils diminuent vos honoraires sur les dépenses du faste funéraire.

III. O vous, bons pasteurs de l'Eglise, qui formez, avec les médecins, l'ordre de citoyens les plus utiles à la société, par les secours et les consolations que votre zèle prodigue ; y a-t-il, dans la charité chrétienne que vous prêchez, un objet et des motifs plus touchans et plus obligatoires que les secours de l'asphyxiatrique ? Etudiez donc cet art tant nécessaire, pour en donner les instructions les plus prévoyantes dans vos prônes, et même dans des écrits, comme ce savant et et vertueux Cotte, curé de Montmorency, auteur d'un bon petit Traité sur les asphyxies auxquelles les gens de campagne sont exposés; pour joindre les consolations temporelles aux éternelles, auprès de vos malades en danger ; pour observer les trépassés dans leurs gardes : laissez de côté vos rituels sur le temps des inhumations.

Ne procédez à aucun enterrement que sur le rapport de mort d'un asphyxiâtre; et s'il ne s'en trouve point, soyez-le vous-même.

Les femmes enceintes et accouchées et leurs nouveau-nés demandent particulièrement votre attention charitable et religieuse sur leur asphyxiatrique particulière. Mettez-y le zèle et la science du pieux et sensible Cangiamila; abrogez de vos usages, celui de priver de la sépulture les enfans morts sans baptême, qui, en laissant le jugement sur leur mort aux parens et assistans, a donné lieu à tant d'inhumations d'enfans vivans et même d'infanticides. Serait-il donc vrai que le père de la miséricorde comme de la justice vous eût inspiré de ne point lui présenter des enfans qu'il a créés innocens par leur nature, et qui n'ont pas péché?

On vous avait donné une sorte de juridiction sur les nourrices et leurs nourrissons; rendez-vous dignes qu'on vous la rende et qu'on l'étende, par vos connaissances dans leur asphyxiatrique.

Enfin, bons curés, bons ecclésiastiques, mettez-vous en état de joindre les biens terrestres aux biens célestes par vos connaissances dans la médecine populaire, préservative et même curative.

IV. Que dirai-je aux magistrats qui devraient diriger ma plume par leurs connaissances et leurs exemples? qu'ils doivent étudier la médecine asphyxiatrique, populaire et légale, pour résoudre mille questions portées à leurs tribunaux, pour diriger les citoyens et leurs officiers de santé dans les épidémies et endémies, pour veiller à la garde des prisonniers détenus, qui doivent être réputés innocens jusqu'à ce qu'ils soient jugés coupables, etc. Leur intérêt personnel doit les rappeler à leurs devoirs de salubrité publique.

Combien d'exemples je pourrais leur rappeler de magistrats victimes de leur ignorance et de leur insouciance! Je me borne ici à leur citer l'événement terrible arrivé à Dreux au commencement de ce siècle, dans lequel l'infection de la prison donna la mort à quinze personnes; et celle d'un prisonnier la donna à trois juges dans son interrogatoire à l'audience.

V. Les militaires sont très-sujets aux asphyxies et aux maladies asphyxiantes dans leurs marches, leurs garnisons, leurs camps et leurs rassemblemens, dans leurs bivouacs et leurs gardes en sentinelles; dans les hôpitaux militaires, leurs évacuations, par leurs blessures dans et après les batailles, etc. Leurs commandans doivent donc en être instruits pour les prévenir et y remédier; ils doivent même en faire instruire leurs compagnies et régimens, et même en mettre souvent les précautions à l'ordre du jour.

VI. Les administrateurs de toutes espèces de sociétés, surtout ceux des hôpitaux et des établissemens de bienfaisance, doivent être instruits de ces différens genres d'accidens, qui peuvent surprendre ceux soumis à leur surveillance.

VII. Mais quelque justes et frappantes que soient les vues particulières des patriotes et philantropes, elles n'auront jamais que des effets bornés; et la nature continuera ses fléaux dépopulateurs, par ses agens asphyxians et meurtriers, si les gouvernemens eux-mêmes patriotes, animés et inspirés par des souverains mus par des sentimens de paternité pour tous leurs concitoyens, leurs enfans soumis à leur autorité et à leur direction, ne détruisent les préjugés, les routines et tous les abus de l'ignorance; et ne les remplacent par des institutions salutaires et permanentes, qui renouvellent et perfectionnent l'asphyxiatrique; et même en assurent la pratique sur tous les citoyens individuellement pris. Leur vie, leur santé et leur longévité et celles de leurs familles, en dépendent personnellement.

Leurs vues et leurs institutions doivent principalement avoir pour objets; 1°. d'établir l'enseignement méthodique et complet de l'asphyxiatrique par des professeurs particuliers dans chaque faculté de médecine, et d'y assujettir tous les étudians; d'obliger les aspirans aux degrés à donner des preuves de leur science et de leur habileté en cette partie, dans des examens, des thèses et des démonstrations; 2°. de favoriser, de solliciter même les progrès de ce nouvel art dans ces facultés et les sociétés asphyxiatriques, et d'en répandre les connaissances et les procédés par des avis périodiques; 3°. d'établir sa pratique par des asphyxiâtres sur tous les citoyens, dans tous les lieux, et particulièrement dans les hôpitaux civils et militaires, dans les armées et la marine; 4°. de ne plus songer à fixer le temps pour les inhumations; mais de défendre sous des peines sévères de retirer les trépassés de leurs lits, de les ensevelir et de les inhumer, avant que leur mort réelle ait été certifiée par leurs officiers de santé, et constatée par un rapport circonstancié d'un asphyxiâtre commis à cet effet; 5°. de décerner des honoraires, des récompenses ou couronnes ou médailles civiques à ceux qui auront sauvé un citoyen; 6°. d'établir dans la médecine légale la législation la plus propre à assurer la salubrité publique et la longévité centenaire des citoyens.

Enfin, citoyens de toutes les classes, la mort seule peut ouvrir le sanctuaire de l'immortalité, où le créateur de la nature, père des hommes, leur donne une seconde vie heureuse ou malheureuse que chacun a méritée; mais la nature fait encore attendre à la porte par l'asphyxie. Terminons donc par cette grande vérité que j'ai annoncée par le titre de cet opuscule, et que je crois avoir démontrée dans tout son cours.

Avant de nous frapper, la mort, qui suit nos pas,
Jette toujours sur nous son masque et sa parure.
C'est le dernier avis de la bonne nature :
Et l'art peut nous guérir pendant notre trépas;
Lui seul doit compléter toute espèce de cure.

FIN.

SOUSCRIPTIONS

A PROPOSER

Pour le renouvellement, le perfectionnement et l'extension universelle de l'Asphyxiatrique.

Le plus grand obstacle qui s'oppose actuellement au renouvellement, aux progrès et à l'usage de l'asphyxiatrique, sont les difficultés d'en publier et propager la science et les moyens. Les calamités qui ont accablé les Français sans interruption, depuis 1787, ont entravé le cours des découvertes et des inventions utiles. Les libraires ruinés ne se chargent plus guère d'ouvrages scientifiques, et se dédommagent principalement par des brochures romanesques, satiriques, obscènes; peu d'auteurs sont en état de fournir eux-mêmes aux frais d'impression et de publication de leurs productions.

Ce n'était point assez pour nous ramener vers la barbarie du moyen âge; l'impôt fiscal et exorbitant, établi sur les prospectus et les ouvrages folliculaires, par la tyrannie républicaine, est le plus grand obstacle aux progrès et à la propagation des lettres, des sciences et des arts, de la médecine et de l'asphyxiatrique. Sous les bons Louis XV et Louis XVI, on avait les moyens de publier les ouvrages et les affiches de ce dernier art, et les patriotes étaient invités à en répandre les avis avec profusion. Chaque citoyen en a besoin individuellement; c'est un de ses moyens de subsistance. Eh bien ! actuellement pour en donner un feuillet à mon voisin, il faut que je donne un sol au rapace fisc, sous peine d'amende. Louis-le-Désiré, quand détruirez-vous une extorsion qui n'a point eu lieu sous vos prédécesseurs ?

Le zèle des souverains pour les progrès des lettres et des sciences, a toujours été le plus grand motif de leur célébrité ; il a même pallié, et fait oublier les fautes et les tyrannies de plusieurs, comme la protection pour l'ignorance et les préjugés attire le mépris, la haine sur un trop grand nombre.

Tous les instans de ma vie médicinale ont été consacrés à faire et recueillir des observations et à en composer des ouvrages tendans à augmenter le bonheur public, et je n'en ai été récompensé que par des persécutions et des extorsions.

Lorsque dans ma maison de santé et d'éducation, j'ai produit des découvertes et des inventions pour le développement de la belle nature, la réformation des natures vicieuses ou difformités organiques, et pour l'enseignement de tout ce qu'on devrait savoir dans la nature et les sociétés, j'ai été persécuté à outrance par des cabaleurs de la chantrerie et de l'université, qui voulaient renverser mon établissement, aussi solide que brillant : il a été soutenu par des magistrats, des prélats et des ministres ; il a même reçu des éloges du bon Louis XVI ; mais il m'a fallu soutenir un long procès au parlement. Je l'ai gagné honorablement, mais il m'a coûté quatre mille francs de frais et de faux frais.

Quelques années après le second patriarche du matérialisme après Spinosa, fit une spéculation déprédatrice sur le fisc royal, dans laquelle l'enlèvement de ma maison d'éducation entrait pour 500,000 fr. ; par cet enlèvement, il m'occasiona plus de 70,000 fr. de perte, arrêta les impressions de mes ouvrages qui m'avaient coûté 10,000 fr., me jeta dans l'impuissance de faire valoir mes talens: il me promit, du moins par écrit, des indemnités; mais ni lui, ni ses héritiers n'ont voulu les payer; j'en ai porté mes plaintes au bon Louis XVI; il a lu ma dénonciation, il en a été fâché, il a ordonné que je fusse indemnisé; mais l'exécuteur de ses commandemens éluda son ordre, il lui en a imposé. Je l'ai appris de la propre bouche du monarque.

Il m'a fallu procéder contre lui, ses héritiers et l'agent du trésor public. Après de longues procédures j'ai obtenu quatre jugemens, deux en première instance et provisoires, et deux définitifs, qui ordonnaient mes indemnités, avec intérêts et dépens; il m'en a coûté plus de 6,000 fr. pour le remboursement d'une partie desquels j'ai obtenu deux exécutoires; mais l'agent du trésor public a fait réduire sa part par le ministre des finances à 100 centimes ou 20 sous; il l'a gardé, et il ne m'a pas été possible de faire exécuter mes quatre jugemens. Je dis des choses incroyables; mais j'en aurais bien d'autres, d'aussi inouïes et d'aussi certaines à dire. Le fils de mon expoliateur indigné de mes allégations, que j'ai été obligé de produire verbalement et par écrit, contre les dilapidations du père, m'a attaqué en réparation d'honneur pour sa mémoire; et malgré ses grandes protections, il n'a pu l'obtenir.

Je me trouve donc dans l'impuissance de reprendre mes impressions, et obligé d'avoir recours à la bienveillance et à l'intérêt du public patriote et bienfaisant, pour pouvoir imprimer mes ouvrages qui peuvent lui être les plus utiles, par des souscriptions.

I. *Projet de souscription pour l'établissement de sociétés asphyxiatriques.*

La société asphyxiatrique formée à Amsterdam, en 1768, pour rappeler les noyés et les autres asphyxiés à la vie, a été le modèle d'un grand nombre qui se sont formées en Angleterre et dans d'autres pays. Il serait donc nécessaire qu'il s'en établît de pareilles en France, à Paris et dans les chefs-lieux de ses départemens et cantons, qui comuniquassent toutes ensemble.

Les fonctions de ces sociétés accadémiques et particulières seroient; 1° de rechercher dans leur territoire, les agens et les causes des asphyxies et des maladies asphyxiantes, mortelles et contagieuses, pour réclamer des magistrats, les moyens de les détruire; 2°. de s'occuper dans leurs séances, des progrès de l'asphyxiatrique; 3° de former avec les facultés de médecine, des asphyxiâtres, pour sa pratique; 4°. d'envoyer de ces asphyxiâtres pour secourir gratuitement les asphyxiés ou trépassés indigens, pour lesquels on les réclamerait; 5°. d'entretenir une correspondance avec les sociétés et les établissemens asphyxiatriques étrangers, pour en recueillir les découvertes, les inventions et les observations probantes, et les livres nouveaux sur cet art, et leur communiquer ceux faits en France; 6°. de recueillir de toutes parts les observations asphyxiatriques probantes, et les conserver; 7°. de publier les plus instructives, dans un ouvrage périodique, qui pourrait être la continuation de celui de Pia; 8°. de faire prononcer souvent, en public, des discours de médecine populaire, dont les traitemens préservatifs et curatifs des asphyxies seraient le principal objet, etc.

Mais comment former ces sociétés? La chose

est très-facile : toutes les académies ont eu pour germe, l'association de quelques hommes instruits et zélés : et leurs travaux ont bientôt mérité des gouvernemens, leur protection et une confirmation légale. Il n'est donc besoin, pour en former d'asphyxiatriques, que l'association, à Paris, de citoyens amateurs de la vie et de l'humanité.

J'en ai déjà formé un noyau. Si des amateurs du bien public et honnêtes veulent bien me communiquer leur vœu, nous nous assemblerons, nous nous communiquerons nos vues et les rédigerons : nous fixerons la souscription pour les frais nécessaires à la formation et à l'entretien de la société ; et nous en ferons part au public.

En 1774, un grand nombre de médecins, de chirurgiens, de pharmaciens et de citoyens patriotes et vertueux de Londres se réunirent ainsi, pour former leur société asphyxiatrique. Les Français ont-ils moins de patriotisme que les Anglais? Huit curés de cette ville sollicitèrent, dans des sermons, la charité publique, pour venir au secours des asphyxiés et trépassés, et les offrandes furent considérables... Des ecclésiastiques catholiques seront-ils moins charitables et zélés que des protestans? Enfin, la société eut bientôt des fonds suffisans pour subvenir aux frais nécessaires pour remplir ses vues, et le Roi s'en déclara le protecteur : doit-on attendre moins d'humanité et de piété de Louis-le-Désiré, et de son gouvernement?

II. *Projet de souscriptions pour un cours public d'Asphyxiatrique.*

Chacun des rois Bourbons s'est signalé par des institutions pour des enseignemens salutaires. Louis XVIII peut s'immortaliser par l'établissement de cours publics d'asphyxiatrique plus nécessaires.

En attendant, je m'offre à en donner l'exemple, par un *Cours* public d'Asphyxiatrique, dans lequel, après chaque démonstration, je répondrais à toutes les objections et observations qu'on voudrait me faire. Ainsi, que les curieux veuillent bien s'inscrire chez moi : et lorsqu'il y aura un nombre suffisant de souscripteurs, je leur indiquerai publiquement le lieu, le nombre et les jours des séances.

III. *Projet de souscriptions d'ouvrages sur les Asphyxies et les Maladies asphyxiantes.*

1°. J'ai composé un Traité *d'Asphyxiatrique,* que je travaille journellement à compléter et à perfectionner. Il est divisé en deux parties : l'une, sur l'asphyxie en général ; l'autre, sur les différentes espèces d'asphyxies et de maladies asphyxiantes. Les *Avis* sont, en quelque sorte, un long prospectus de cet ouvrage. Cependant celui-ci contient des matières qui ne sont pas indiquées dans celui-là. Chaque article y est développé et démontré par une théoric-pratique claire, et par un plus ou moins grand nombre d'observations probantes. Il ne s'y trouve rien d'hypothétique, ni de systématique, ni même de douteux.

On m'a conseillé de le publier par parties, dans la forme périodique, sous ce titre : *Recueil des démonstrations de l'Asphyxiatrique.* Je les proposerai donc par souscription. Elle sera de dix brochures de deux feuilles au moins, in-8°, caractère de cicéro, qui formeront un volume. Ainsi, ceux qui désireront cet ouvrage, voudront bien m'envoyer leurs noms, leurs adresses et leurs soumissions; et après la publication de la souscription, ils paieront 5 francs, et recevront les brochures franches de port.

Les *Avis* étant un ouvrage élémentaire et nécessaire à toutes les personnes individuellement prises, si l'accueil du public en nécessite de nouvelles éditions, elles seront succinctes, comme la première.

2°. *Aphorismes latins, sur les Agonies et les Asphyxies; pour servir de complément à ceux de* BOERRHAAVE. — Le grand Boërrhaave et les autres grands médecins praticiens n'ont pas traité de l'agonie et de l'asphyxie en particulier. Ces deux maladies terminant toutes les autres, je désire contribuer à remplir ce vide de la pratique de la médecine. Si quelque imprimeur ou libraire regnicole ou étranger veut bien s'engager, avec moi, à imprimer et publier ce supplément nécessaire, je m'en occuperai sur-le-champ, et il sera bientôt fait sous ce titre : *Aphorismi de cognoscendis et curandis Agoniâ et Asphyxiâ, in usum doctrinæ domesticœ digesti, et Boerrhaavianis adjiciendi.*

IV. *Projet de souscription pour des traités d'arts nouveaux, à faire exercer par les gouvernemens, pour la salubrité publique.*

Si l'accueil du public me fait pressentir ses espérances dans les résultats de mes travaux, je lui présenterai, par souscription, des traités de trois arts nouveaux, démontrés par la théorie et l'expérience, et qui sont aussi d'une nécessité générale et individuelle.

1°. *La Sepsiatrique, la médecine préservative*

et curative des putréfactions, particulièrement des fièvres putrides.

J'en expose les théories pratiques, démontrées par la vraie notion de leur nature et par des expériences décisives et suffisantes : je les offre à vérifier aux médecins dogmatiques et observateurs. Ces maladies étant produites par une foule d'agens putréfians, qui nous environnent sans cesse, et étant, de leur nature, spontanées, contagieuses, et souvent épidémiques, substituer un traitement sûrement indiqué, aux traitemens faux et meurtriers suivis jusqu'à ce jour, ce serait conserver continuellement un très-grand nombre de citoyens aux familles et à l'Etat.

2°. L'ANTHROPOTECHNIE, *l'Art de développer et de soutenir la belle nature ou organisation régulière, et de préserver des natures vicieuses ou difformités organiques, par des régimes appropriés aux âges, et par une nouvelle gymnastique.*

Je démontre ce nouvel art par l'anatomie, par la mécanique du corps humain, et par une expérience constante dans notre *Maison de santé et d'éducation.* Si le gouvernement en rendait l'usage général, il pourrait doubler, et porter même au delà, les forces vivantes de la nation, en contribuant puissamment et constamment à la longévité de ses citoyens.

3°. L'ORTHANTHROPIE, *l'Art de traiter les bosses ou le rachitis, et les difformités organiques des membres ou arthritis, par des mouvemens appropriés et de nouvelles machines élastiques et mobiles.*

Ces machines ont été inventées par Tiphaine,

le plus habile herniaire et bandagiste que Paris et la France aient eu. Je les ai simplifiées et corrigées. Je les ai annoncées par le Mercure de novembre 1772. Tiphaine en faisait un secret, et je suis le seul qui les connaisse.

Ce nouvel art est démontré par une théorie anatomique et par des merveilles qu'il a produites. Je l'ai encore annoncé par un discours et un plan d'orthantropie, imprimés.

Je finis en suppliant les amateurs de l'humanité, de me communiquer leurs observations et leurs critiques sur les arts précédens. Je les recevrai avec une vive reconnaissance : et j'en ferai hommage à leurs auteurs. Hommes vertueux, patriotes et philantropes, réunissons-nous pour désabuser le public de ses erreurs et de ses routines morbifiques et meurtrières. Mais je prie ceux qui m'écriraient ou m'enverraient des paquets, de vouloir bien en affranchir le port.

AVIS.

M. Boudet, pharmacien, vend la Boîte-Entrepôt de M. Pia, son prédécesseur et son parent. Il demeure faubourg Saint-Germain, rue du Four, près la Croix-Rouge.

On peut se pourvoir de ma *Trousse* ou *Boîte* asphyxiatrique, qui doit contenir les instrumens et les remèdes nécessaires dans le traitement des asphyxies, chez M. Lesueur, coutelier des écoles de médecine et des hôpitaux, rue des Canettes, n° 5, faubourg Saint-Germain; et chez moi.

Je donne chez moi gratuitement des *Avis imprimés pour les personnes contrefaites.*

Je donne aussi des *Consultations* gratuites aux indigens affligés de difformités organiques.

Le docteur Verdier-Heurtin, mon fils, qui demeure dans la même maison que moi, me suppléera, en cas d'absence.

FIN.

TABLE DES PARAGRAPHES

CONTENUS

DANS CET OUVRAGE.

Fin de la Table.

DE L'IMPRIMERIE DE J. GRATIOT.

www.ingramcontent.com/pod-product-compliance
Ingram Content Group UK Ltd.
Pitfield, Milton Keynes, MK11 3LW, UK
UKHW020557180726
13838UKWH00001B/292

9 782329 335520